U0198752

光尘

LUXOPUS

善终

守护师

[日]柴田久美子 著

洪金珠 译

中信出版集团 | 北京

图书在版编目（CIP）数据

善终守护师 /（日）柴田久美子著；洪金珠译 . --
北京：中信出版社，2021.11
　　ISBN 978-7-5217-3637-3

　　Ⅰ. ①善… Ⅱ. ①柴… ②洪… Ⅲ. ①临终关怀 - 研
究 Ⅳ. ① R48

中国版本图书馆 CIP 数据核字 (2021) 第 198224 号

善终守护师
著者：　　　[日] 柴田久美子
译者：　　　洪金珠
出版发行：中信出版集团股份有限公司
　　　　（北京市朝阳区惠新东街甲 4 号富盛大厦 2 座　邮编　100029）
承印者：　　三河市中晟雅豪印务有限公司

开本：787mm×1092mm　1/32　　印张：6.75　　字数：82 千字
版次：2021 年 11 月第 1 版　　　印次：2021 年 11 月第 1 次印刷
京权图字：01-2021-5656　　　　　书号：ISBN 978-7-5217-3637-3
　　　　　　　　　　定价：56.00 元

目　录

唤醒沉睡的爱，生命接力重生

陈　阳

12年前，家母积劳成疾，患上了严重的胃病、心脏病、重度抑郁症、间歇性呼吸暂停、睡眠障碍等，多方求医无效，濒临绝境。我于是放下所有工作，打算专心陪伴母亲面对"临终"。为分散她重度的焦虑，我从早到晚不停地跟她讲话，提振她的精神，每天似乎都是最后决战。如此和母亲朝夕相处半年多，没想到母亲的状况竟慢慢好转。

有一天，母亲大梦初醒般突然对我说，各种病苦其实都是自己身心不良习惯累积的后果，如果这次她能过鬼门关，余生一定要重新生活。

十多年来，母亲凭借顽强的意志一步步走出病苦，如今年近八旬，身心状况日益平稳，不断展现出精彩的生命力。

陪母亲经历这场生死大考后，我也开始认真思考自己的生命及死亡问题。以现今平均寿命来算，我也只能再活30年左右，大约1万天，死亡并非遥远的未来，我必须开始接受、正视、尊重死亡，探索死亡，进而思考：我为何而来？为什么活着？人生究竟圆满的活法是什么？

承蒙不可思议的缘分，我有机会赴日本各地参观访问，并向代表匠人精神的秋山利辉先生、"扫除道"开创先锋键山秀三郎先生、自然疗法大家东城百合子老师等多位"平常日用皆道"的高人，学习究竟如何生活。

3年前就听说日本有位矢志追随特蕾莎修女的柴田久美子女士，发愿助人善终，已有200多人在她怀抱中平静辞世。作为处理死亡（与生

善终守护师 ::

命）相当有经验的人，她是如何理解死亡的？又如何面对着死亡而生活？带着这样的问题，2018年4月，我第一次见到了柴田老师。

本来想象柴田老师强壮无比，不料她身形娇小、气质飘逸，握手时甚至感觉她轻得快飘起来了。她永远面带温暖、慈爱、亲切的笑容，双眼时常笑得眯成细缝，让人一靠近就不知不觉放松下来，很快被她特殊的气场融化。

柴田老师让我体验了一下临终关怀。我按指引坐在榻榻米上，然后躺下，把头枕在柴田老师的腿上，静默止语。柴田老师轻声提示我，观照自己的呼吸，她似乎也在调整自己的呼吸。几分钟后，我的杂念消失，只听到自己的呼吸和她的呼吸同频，心跳也一起律动。

这时，柴田老师以丰富的经验说明："通常再'难死'的人，到了这样'同命运、共呼吸'的状态，身体也会越来越软，面容全然放松，表情柔和，此时就表示这个人即将撒手离去了。"

柴田老师出生于日本素有"神话故乡"之称的岛根县出云市。从小她常看妈妈帮助残疾的穷人；爸爸则教导她"言语有灵"，必须谨慎用字、言而有信。幼年时她常因哮喘发作而透不过气。小学五年级有一次严重发作，妈妈担心得整夜一直抱着她，半夜累得打盹，而她醒着在寂静中感受妈妈怀抱的温暖和呼吸的轻柔，第一次强烈地感受到母爱，沉浸于幸福和喜悦之中。霎时间，她有一种特殊体验，感觉灵魂离开身体，飘到了天花板上，静静注视母亲这样抱着自己。其间来查房的医生说当夜是危险期，但她毫不害怕，宛如进入了另一个美好世界。从那时起，她不再恐惧死亡。

后来她和普通人一样长大，成家立业。她个性上力求事事完美，但家庭和事业难以平衡，她本人长期处于焦虑不安、左右为难又自责的恶性

善终守护师 ::

循环中，最终对生命失去热情，甚至一时冲动做了错误的选择——自杀，所幸被救回一命，然而婚姻随之结束，与三个孩子就此分离。她心绪一片灰暗，什么也没带便离开了家。

后来，她与第二任丈夫重新创业，奈何生意一直不好，经营得很辛苦。有一年圣诞节，她决定将当天营业额全数捐给一家养老院，没想到店员那天比平常更有活力，营业额很高，客人和媒体好评如潮，一股久违的暖意涌上了她心头。某日半夜就寝前，她突然听到一个莫名的声音说："爱，才是活着的意义！"（后来她才知道这是特蕾莎修女的话。）那声音如此清晰，她惊坐而起，但环顾四周，不见人影，唯脚边隐约有一缕光亮。某些被遗忘的东西瞬间恢复。"我的心被照亮了，晴空万里，一切不安消逝无踪。"后来她离开店，决定遵循上天的旨意重新生活。

1993年，怀抱着让老人幸福善终这个理想，她开始去养老院担任看护，却目睹了许多悲惨的现实：在延续生命的名义下，许多人最后被送进医院，全身插满管子，即使在私立的高端养老院，老人也没有平静地死去的自由。她因而决心去没有医院的离岛，在那里帮助人们实现"人生最后1%的幸福"——善终。

妈妈是她全心投入善终守护工作的第一位服务对象。在妈妈生命最后的两个星期时间里，母女俩朝夕相处，这次换成了她日夜怀抱着母亲。最后妈妈走的时候，如婴儿般纯洁，还带着微笑，家人都深感幸福。

善终守护事业是在众人怀疑的目光中开启的，无人理解，也乏人问津，是妈妈无条件的支持鼓舞了柴田，也是妈妈亲身教导了她善终守护的深意。开创善终守护这个事业快速耗尽了她的积蓄，接着发现患上了癌症，第二段婚姻又宣告破裂，一连串打击接踵而至，但这次柴田老师没有丝毫退缩，因为她心中的爱已然觉醒，"传递爱"成为她活着并奋斗不息的源源动力。妈妈幸福的善终更是护佑着她。

凭着这份真诚和信念，柴田老师渐渐和岛上老人建立了互信，亲如家人，她创立的"平安之家"提供24小时家庭式照顾，为岛上老人提供善终陪伴服务，也终于实现了她"让人在温暖怀抱里道谢告别"的理想。

孤岛独居的日子清贫简单，不知不觉间也终止了过去混乱生活的恶性循环，让她在严格自律的作息里，更进一步坚定了报恩的愿望与行动，并在心灵上与离散的子女重新联结起来。

日本正逢婴儿潮一代凋零，近年来每年死亡人数都超过百万，而且呈增加趋势。柴田久美子深感善终守护的工作责任越来越大，因而毅然离开本想终老的小岛，把目光投向了全日本。离开小岛后的8年来她奔走于日本各地，相继成立了日本"善终守护师"协会和6个善终研究机构，在日本各地培养了300多位善终守护师，目前正在冈山建立服务于社区的善终守护系统和善终守护师培训基地，希望能在2025年前，为日本培养出1 000位善终守护师。

2016年，柴田老师被查出三度患癌，她认为这是老天在提醒她要加快步伐。为此，她设立了更远大的目标，要让日本全民接受生死观的教育。2018年8月，我和她再度见面时，她正计划拍摄一部电影，以唤醒日本民众及各级政府对善终议题的重视。2019年3月10日在这部电影首映会上，我有感而发："柴田老师用她天使般的爱，唤醒了我们心中本就圆满的爱。我深受感动和启发：超越自我惯性，让爱重生，活出爱的每一天。柴田老师不但超越了癌症，还把爱带给自己和身边每一个人，这正是爱能激发生命活力的见证。"

过去几十年，我在中国、美国、日本等地学

习、工作和生活，发现中国人相当忌讳讨论关于死亡的教育。遭逢家人病危临终，第一个念头总是快送进医院，似乎这样才可安心了事，但其实许多临终者及其亲属，都无奈地在医院陷入恐慌悲痛的绝境。生死这堂课人人迟早都得上，有人用自己的生命上课，有人从亲人身上学习，这些都是深刻的体验。

我曾试图从书上找答案，但认识始终不深刻。通过和柴田老师多次的交流学习，我体会到人出生时就已注定死亡，但死亡并非丧事，也不是喜事，而是一件生命接力的庄严大事。这一生一次的死亡正是向死而生的机会——从沉睡的爱中醒来，亡者往生，生者重生。善终并非指无痛无病而死，有病有痛也可善终，关键在于生死观明确。临终可以很庄重，很有尊严。

我们可以和柴田老师一样，由自己或亲人经历的生死考验中，升华这无从逃避的境遇。人生谢幕时，人会把生命的力量交接下去，那种场面并不悲伤，而是充满爱与喜悦。

柴田老师相信，人人皆可得的一份理所当然的幸福，就是在怀抱中出生，也在怀抱中死去。受柴田老师大爱大愿的感召，为了实现我年近八旬的父母和天下父母都能善终的心愿，还有表达对自己重生的感恩之情，我发起成立了善终守护传习中心，期盼可以产生一定程度的影响力。

诸君手上这本书，是一本需要作者经历过数百次临终现场、与数百位"归人"携手合作才能完成的书。这本书对愿意探讨人如何活得幸福快乐、死得平安自在的读者朋友，一定有所帮助。中国开始步入老龄化社会，希望此书能唤起更多人对"善终"的重视，甚至激发有识之士一起来探索、实践家庭和社会的善终守护。

序 言

善终守护是为了传递生命力

我从事看护工作已经26年了，成为善终守护师也已近8年。[1]善终守护师的职责是，陪伴临终者直至生命的最后一刻，过程中尽可能体贴地照顾，并帮助亲友好好与之告别。

我曾看到一些养老院虽然设备昂贵，但老人家最终并没能依照自己期望的方式离开人世，我也因此转而坚持投入真正的善终守护服务工作。

最初，我在岛根县的离岛独力开展业务，后来联结了一些志同道合的伙伴共同努力。我们于

---

[1] 本文写于2019年。——编者注

2012年成立了日本"善终守护师"协会，现在全日本的善终守护从业者已达300多人。

大家渐渐意识到了善终守护的迫切需求，所以还有人在不断加入。我们的工作也得到了各界人士的支持，因为有他们的帮助，我们才坚持到了现在，衷心感谢他们！

从事看护工作之前，我在日本麦当劳工作了16年。刚进公司的时候，麦当劳在日本只有27家店铺，而后火速扩张，好强的我干劲十足，工作时充满成就感，一直做到了分店店长。能参与正值辉煌期的麦当劳的成长，对我来说是很宝贵的人生经历。

然而，在长期工作压力下变得似乎一刻也停不下来的我，和家人的关系越来越紧张，最终家庭破裂。工作、家庭内外煎熬，我开始酗酒，甚至一度冲动，吞服了大量安眠药，渴望一了百了。现在回想起来，才发现那时的我已经身心失序，脱离正常生活了。虽然急救保住了性命，但家已分崩离析，我感觉自己失去了一切。

在人生绝境中，我默默转入看护领域工作，没想到在那里我竟重新体会到了生命的温暖，也重拾了尊严和信心，从此立志专注于看护工作。透过与老人的心灵交流，我也感受到了深深的喜悦，每天服侍老人家的过程中，心中莫名的如泉涌般的幸福感悄悄愈合了我破碎伤痛的心。

只是，在养老院的工作中也会遇到一些很无奈的挫折。例如，有位老婆婆和我特别投缘，她也十分信任我，交代我按她希望的方式，帮助她善终。但我只是那家养老院的员工，很多事不是我能做主的，因此最后她没能如愿。我辜负了老人家的托付。

其实，养老院在老人身体出现状况时，大多还是选择送医抢救，这样做应该也是因应家属的要求。想在家临终真的不容易。我只能眼睁睁地看着老人躺在医院冰冷的病床上，孤零零地，身边连一个亲人都没有。时下医疗机构和社会观念简直不容许老人（或病人）按照自己的意愿去选择如何度过最后的时光。

去没有医院的小岛，也许能够为人们提供善终守护服务？带着这样简单的一个想法，我独自移居到岛根县离岛，并在那里开设了接近我理想的看护机构"平安之家"。

那座岛上没有养老院，一些独居老人生活无法自理后，通常都得离开故乡小岛，被送去本岛的医院或养老院。我期许自己能像可敬的特蕾莎修女一样，用爱心守护临终者，让这些孤独的老者留在岛上度过最后的幸福人生。在那离座岛，人们本来就与自然和谐共生，死亡也应与自然平静合作。

当时岛上的居民根本没听过"善终守护师"这个名词，所以我的工作基本上是从零开始的，

　　善终守护师 ::

也有不少人对我的工作抱持怀疑态度，所幸支持我的人从四面八方慢慢汇集了过来。后来，我在岛上工作了13年，为很多长辈提供了善终守护服务。

2012年，我把看护机构迁至鸟取县，成立了日本"善终守护师"协会，而后全日本从事善终守护工作的人数不断增加。

2014年，我们举办了"第一届日本看护问题分析全国大会"。我们指出现代日本的一个现实问题，就是家庭关系普遍疏离淡漠，人们对死亡充满害怕、逃避的心情，以致如今一个人想要在家善终面临着万分困难。

本来日本人临终时应在自己家中，有儿孙等家人陪伴，但不知从什么时候开始，大家都认为死在医院里是理所当然的。

2012年开展的"关于临终关怀的国际制度比较调查"显示，日本在家中死亡的人数占13%左右，87%的人都是在医院、诊所或养老院去世的。

另外，根据日本内阁公布的《关于老人健康的意决调查》，约有55%的人希望在自己家中迎接最后的时刻。也就是说，虽然半数以上的老人希望在自己家中去世，但真正实现愿望的人很少。

对于死，大家多抱着忌讳、害怕的心理，但其实以我为200多人善终守护的实际经验来看，死亡并不是一般人想象的那样。一些有过濒死体验的人描述的死后世界，多是美好且光明的，他们见到了自己怀念的故人，并感觉这些故人都很幸福。

我小时候也病危过，感觉也正是这样，从那以后，我不再认为死亡是件可怕的事。

无论对于亡者还是临终守护他们的人，守护这个过程能给彼此带来一种难以言喻的巨大喜悦和感动。

通过细心守护，守护者心中留下的并非悲伤

的回忆，而是幸福的感觉。整个善终守护的过程具有不可思议的强大力量。

我经历过许多温馨的善终现场，衷心希望更多人能有这样的体验，为此，我开展了相关社会教育活动。

即将到来的2025年是日本一个重大转折点，届时将有约800万婴儿潮时期出生的人进入75岁以上高龄者的行列。根据日本厚生劳动省发表的评估结果，其中约有47万人将为临终场所而困扰（无安心临终之地）；另外，由于日本已经进入超老龄化时代，每4个国民中就有一个是65岁以上的老人，估计老人孤独死的人数可能会激增。

正如前面说过的那样，死亡并不邪恶、恐怖或肮脏，相反，它既平常又正常，是人生的一部分，能释放出巨大的力量，堪称人一生最大的一次迸发爱的活动。在现场感受临终者的力量，完成生命接力棒的传递，其实是一种令人感动的幸福体验。

　　本书若能让更多的人了解善终守护师的工作，进而明白生死的意义，我将感到十分欣慰！

　　祈愿所有宝贵生命都能平静快乐地存在，也能安详优雅地离去！

在被爱的氛围中与世长辞

所谓善终守护师，意即"守护"临终者的人。

我在养老院和居家护理机构工作了近十年，2002年正式投入守护临终者的事业，但到2012年才开始用"善终守护"这个名称。[1]善终守护师因而首度在日本成为一种"职业"。

随着老龄化社会的来临，因独居而"孤独死"的人数增多，善终守护师这个工作显然有其必要性。

善终守护师的工作内容是什么？

---

1 本文写于2013年，书中提及的临终者的姓名皆为化名。——编者注

就是为想在自己家或其他地点度过临终阶段的人，提供24小时的陪伴，帮助他们平安踏上归途。

　　为了让临终者幸福地度过最后的日子，不留遗憾，我们会与他们本人商量从终末期治疗（已无治愈可能性）到入殓前的所有准备工作，并与家族其他成员一起做最后的守护送行。换句话说，就是让临终者依自己的意愿踏上归路。

　　具体准备内容包括与医生联络协调、安排墓园、组织告别式，也就是帮助临终者安排在何处、以什么样的方式走向人生终点。

　　善终守护师在现场的工作有四项重点：一、抚触临终者肌肤；二、倾听、复述和沉默；三、不断地说"没问题"来安慰临终者；四、与临终者"同步呼吸"。可以说善终守护师是让人幸福归去的守护人！

　　善终守护师必须设身处地地为临终者着想，才能稳稳接住临终者的意念和爱，再把生命的接力棒传递给遗属。

临终守护现场往往会出现奇迹，但那其实不是奇迹，只是冥冥中似乎所有事都早有巧妙安排。

父亲的离世是我从事善终守护的原点。那是小学六年级的初春，我最亲爱的父亲被查出患上了胃癌，生命只剩下三个月。他去世那天，房里的纸门透着微光，许多大人都围着卧病在床的父亲。

他跟每一个人道谢，最后握住作为幺女的我的手，微笑着说："谢谢你，小久。"过了一会儿，他的手冷了、硬了，眼睛再也没睁开。

那次我体会到了死亡的动人，父亲的死亡教给了我人生中最重要的东西。

我尊敬的特蕾莎修女曾说："即使人生有99％的不幸，临终时若能获得人生最后1％的幸福，这样的人生就算是幸福的。"自从听到这句话，我便立志要让所有临终者在被爱的氛围中辞世。为了这个志愿，我从20年前开始投入行动。

我先去了一家高端养老院就职，但养老院过度依赖医疗体制，老人家无法按自己的意愿善终。我在那里看到很多老人只能凝视着白色的天花板死去，与他们告别时真是伤心。那时我就想，要改变这种惨状，实践我追求的幸福善终，唯有去没有医疗资源的离岛。

　　1998年，我来到人口只有六百且没有医院的岛根县离岛知夫里，在那里做了四年的居家看护。而后，2002年我在那里成立了专门从事善终守护的"平安之家"，服务那些希望不靠医疗设备支持生命而善终的老人。

　　就像母亲把刚出生的婴儿环抱在手臂里一般，经历过用双手环抱临终者，我才发现他们教给了我无数宝贵的道理。现在，我在冈山市设有工作点，为那些被宣告来日无多的人提供善终服务，也组织了善终守护天使团队。

　　每个人都拥有灵魂的力量，不论他身负的障

碍有多么严重，抑或失智，都一样有力量。漫长人生谢幕时，人们会把生命的力量交接下去，那种场面绝不悲伤，而是充满爱与喜悦。

有一天，我收到一张明信片，上头写着："我已到癌症晚期，处理掉了两套房子中的一套，决定不再接受医院的治疗了。比较困扰的是，死亡将近，但人死后无力自己走进棺材，期盼你能给我建议。"

我很快打电话约寄给我明信片的那位女士见面，并约好若有状况，会请名古屋的善终守护师立即前往支持。见面时她紧握着我的手感谢我："柴田老师，多亏你来我这里，有你我什么都不用操心，可以放心地度过最后的日子了！"

把一切交托给我们、决定在自家踏上归途的她，表现凛然，这对我来说也是一种鼓励。在我臂弯咽下最后一口气的临终者，往往会用"身体"教给我许多充满尊严的生命智慧。我想把这些宝贵的经验分享给更多人。

这是一本传递"归人心境"的书，探讨人如何死得幸福。这是一本需要作者体验过无数临终现场、与无数归人"合作"才能完成的书。我期盼它能对希望自己掌握幸福善终的人有帮助。

日本婴儿潮一代已进入急需善终守护师的时期了。目前日本每年约有110万人往生，今后每年死亡人数将增至160万到180万，我们善终守护师的工作责任可谓越来越重大。

善终守护的瞬间

首先我要分享临终守护五位故人的经验，

这五位故人包括我父亲在内。

这些经验堪称我投入这项工作的起点，

赐予了我宝贵的经验，

是推动我前进的力量源头。

与他们相遇的珍贵缘分令我难忘，

也给了我深刻的爱与感动。

在此，我以感恩之心回忆往事，

愿把这一切献给故人。

◎ 父亲临终留给我的一句"谢谢"

小学六年级某日，跟平常一样，在放学回家的路上，我摘了蒲公英花要送给卧病在床的父亲。然而，一进门才发现，父亲的卧室里围满了人，纸门透着美丽的光，房间里的空气有着从未有过的轻柔暖意。

"受您照顾了，真是感谢！"父亲带着笑容对医生、每天来为他打止痛针的护士，还有亲戚、家人道谢。他的笑容跟平常很不一样，感觉特别温柔。

最后，父亲握着身为幺女的我的手，用平稳清澈的眼瞳望着我说："谢谢你，小久。"然后慢慢地闭上了眼睛。

我本想父亲会像平常一样，再度张开他的眼睛，拥抱我，所以我叫了他一声。然而，父亲永远合上了眼睛。

父亲的手开始变冷，我感觉如果放掉父亲的手，就再也见不着他了，所以我死命地用力抓住他的手。母亲见状，来把我紧握的手拨开。我意识到父亲要远离我了，便扑到父亲身上。母亲强忍着悲伤，硬把哭泣的我拖离。母亲抱着号哭不止的我来到隔壁房间，我依然在叫喊："爸爸不要走！留在我身边，抱我！"

父亲走了，我哭了整整两天，泪干了，眼也肿了。父亲被放到棺木内，抬到挖开的大墓穴里（当时出云这里普遍采取土葬），即将入土，我当时痛哭到无法依俗向父亲的棺木撒下沙土。现在回想起来，当年的悲伤仍历历在目。

死亡降临时本人自然会明白

父亲患了胃癌，被医生宣告生命只剩下三个月，后来他回家疗养，并未被告知真相，还小的我当然也不知道父亲的病情。如今患者都会被告知真相了，但我依然认为不是所有人都适合被告知。长期善终守护的经验告诉我，人并不容易接受死亡这件事。

日本现代医疗依照的是西方的法律规范，家属可以轻易向医生追究责任。某位在安宁病房工作的医生曾私下告诉我，医生怕被告，常常干脆把病人的"余命"说短一点。

事实上，即使像我父亲那样没被告知真相，当死亡降临时，他本人自然也会明白。临终者在死亡降临时会了悟，且不留恋地接纳死亡，然后平静地逝去。生而为人，死时就像出生时一样自然。

存在本身才是真正宝贵的

父亲临终为我留下了一句"谢谢"，日后我好像就为了这句话而活。

对于父亲而言，不，应该是对所有人而言，能只是因为对方的存在而感到喜悦，那正是作为人的无上喜悦。这是父亲的死带给我的教诲。

再有才华，拥有再多物质及财富，和存在本身的珍贵相比，根本微不足道。对与自己有缘的人来说，存在本身才是真正宝贵的。

与父亲动人的死别已过去了50多年，他触及了我的灵魂，一直住在我的心里。

父亲去世后，我开始把死者赠予我们的"礼物"称为"生命接力棒"，就为了这生命的接力，我奔波于日本全国各地。

2004年，我出版了《"谢谢"即是祈祷》这本书，提到父亲在世时我年纪尚小，未能回报什么。然而，我光是存在着，父亲临终都不忘对我表达感谢。

父亲留给我的"谢谢"，至今依然支持着我，父亲的亡故可谓我成为善终守护师的原点。

◎ 与千代的"母女"情分

在快要结冰的凛冽寒冬，我渴望春天来临，终于盼到欢喜的弘法大师日（农历三月二十一日）了。岛根县离岛知夫里七个村落的村民，在祠堂前摆上许多供品，从早到晚都有村民来祭拜。

对于瘫在床上的老人家来说，这是一年中最愉悦的日子。每到这时节，我会考虑幸龄者（我喜欢称呼高龄者为"幸龄者"）的环境和身体状况，询问他们是否想回家看看。

幸龄者千代多年前丧子后独居，媳妇偶尔会由本岛来看她。其实她媳妇年纪也大了，腰都直不起来，走路也走不稳，两年前只好把千代婆婆送到我们"平安之家"。

千代婆婆来之后第一年的弘法大师日，我们用轮椅把她送回了家。那天她先在祖先牌位前合掌拜了拜，然后说她累了，想到自己房间躺一下，但去到自己的房间才发现，房内早已没了床。她心情失落地回到"平安之家"，还为此和我相拥而泣。

听到可以回家过一夜，欣喜不已

第二年，我不想再让她伤心，便事前与她媳妇商量，安排她孙女回来照顾老人家，准备让千代在家过一夜。

媳妇说："我自己的身体若不是这样，真想让她在家一起过日子。我自己的儿子19岁就死了，现在和女儿两人相依为命。我婆婆唯一的儿子也死了，我了解她的感受，但我不能跟她谈太多。"我跟千代说，媳妇准备接她回家过夜，她不断确认这件事："这样好吗？不太好意思吧？我真的可以回家吗？"她的眼睛因喜悦而湿润。

那年1月底左右，千代全身浮肿，连呼吸都困难。她常诉苦说："好心酸啊！"我一直想，应该告知她状况不妙，今年不宜回家，但犹豫到回家当天早晨，仍说不出口。

那天一大早，从本岛回到知夫里的媳妇带着亲手做的婆婆爱吃的草仔粿，出现在"平安之家"的大厅里。"婆婆，今年天气冷，您回不了家了。"媳妇这样说，她没说"身体差，回不了家"。

我赶紧接着说："千代婆婆，等身体好点，我们再回家，没关系啦！"

千代婆婆仿佛没听见我说话似的，自顾自地哭喊着："儿啊，原谅我啊，让你64岁就走了，留下老母，她可受够了！"

看着千代哭喊着要儿子原谅她，除了抱着她一起哭之外，我没有别的办法。我抱着她，过了好一阵子才起身，无言地望着身旁一早为婆婆做了草仔粿的媳妇，和濒临死亡还哭求亡子原谅的老婆婆。

我对她说，她就是我的妈妈

千代婆婆全身浮肿，最后连进食都成问题，我只好带她去村里的诊所。医生淡淡地对我及她媳妇说："村里的设备不够，也许癌细胞已扩散至全身，你们带她到本岛去做检查吧。在这里，我没办法为她做任何治疗。"

我问千代婆婆，想不想到本岛看医生。她非常坚定地说："不去！我什么地方都不想去了！"

我与千代认识12年了，从我在村子里当居家看护时就认识。当时她一面务农，一面独自照顾因病卧床的全盲丈夫。每次我去拜访他们，她都会停下农务，用晒得漆黑的双手为我泡咖啡，这些情景就像昨日发生一般，历历在目。

那年千代的独子因病卧床不起，考虑到双亲的未来，决定把父亲送往邻岛的公立养老院。我至今忘不了千代与丈夫离别时的悲戚。不幸的是，儿子过世不久后，丈夫也走了。这些漫长的磨难，似乎让千代婆婆更坚强。

千代这次看诊回来后，每天早上我查房时，她都说："柴田女士，我有精神了，可以吃很多！"其实，她几乎什么都吃不下了。直到死前她都在清楚、有力地不断说自己精神好。

千代婆婆刚住进来时，我对她说："我父母都走了，你的孩子也没了，从今以后，千代婆婆就是我的妈妈，有什么事都跟我说哦。"她听了抱着我哭起来："我不跟你道谢了，因为我们是母女呀！"然而，在千代婆婆死去的前一日，她合掌对我说了一声谢谢。

临终是再度找回家人联结的时机

美丽的海面上，黑鸢低鸣盘旋。千代已连续两天滴水不进。

我问她："你好吗？"

千代回我说："好得很，不用担心，不必叫医生。"她用向来凛然的声音回答我。

千代全身严重浮肿，抱怨无法包着尿布排尿。我找了个帮手，两人合力，扶着她下床上厕所。没想到后来她竟能包尿布顺利排泄。

我陪伴在她身旁，一面跟她聊聊过往，一面用手抚摸她的身体。翌日，我将她移到"守护室"，当时透过纸门的光线，正如父亲当年握着我的手，对我说一声"谢谢"后溘然长逝时出现的光线一般。

直到死去的前一天，千代依然在说她的固定台词："我好得很，不用担心。"我与"平安之家"的年轻职员们一起坐在千代床边，其中两个人坐在她脚边，我与另一名职员坐在头边，四个人同时抚摸着她。不知过了多久，千代终于睡去。那一夜，千代唯一的监护人——她的媳妇回到知夫里，住进了"平安之家"。翌日下午两点，千代的眼瞳清澈，宛如初生婴孩，绽放出明亮的光彩。我感觉时辰已到，便联络她在知夫里的亲戚们过来，轮流握千代的手，抚摸千代的脸颊，她脸上绽放出无比美丽的笑容。三点十五分，在大家的陪伴中，她走向了另一个世界。

知夫里没有正规的医院，等邻岛的医生来到时，我们早已与千代告别了。我们对着犹有余温的千代说"谢谢"，就像她还活着般抚摸她的身体，等身体开始变凉，我们还在用自己的体温为她保暖。

年轻的职员们对我说，透过守护千代的宝贵经验，他们得到了新的生命。"本以为死是恐怖的，事实上死是令人感动的，而且很清净。"一个年轻职员流着泪说。

那时我看到了海面灿烂的晚霞。我向每位来到现场的家属和职员们一一道谢。

守护千代婆婆的经验告诉我，临终时刻正是再度找回家人心灵联结的时机，长期封闭不往来的心会因此再度敞开。即使没有血缘关系，我作为她的善终守护师，也在那瞬间感受到了"母女"的情分。

◎ 与马莎12年来心心相印

知夫里岛上一早飘着雪，屋内暖炉上水壶里的水沸腾着。

清晨，我如常查房打招呼。马莎对我说：

"我有事要跟你说，你听好！我时间已经不多了，本来还有一只眼看得见，现在完全看不见了！不用告诉任何人，你真是很关照我了！"

马莎握着我的手，把我拉到她身旁，用力把我抱在怀里。我也抱着她，感受手臂上的温度。

"啊，我懂了！去本岛时，一定代您去参拜保佑眼睛的神明一畑药师，不过要请您稍等一下。"

听我这么一说，马莎流下了眼泪。

瘫痪在床的马莎说："听说眼睛看不见，就表示死期已近。"

听了马莎的话，我翌日即坐渡轮回到故乡出云，去为马莎的视力祈福。

为了拜一畑药师，我气喘吁吁地爬了又高又长的石阶，想起小时候我冰凉的小手让父母牵着，蹦蹦跳跳地走过这些石阶，至今仍感受得到被父母呵护的温暖。

当天等巴士时，卖茶点的妇人跑出来亲切地说："进来坐吧！好暖暖身子。"巴士司机看我没伞，好意对我说："这把伞先拿去用吧！"在等电车时，坐在暖炉前的站长竟起身把对着暖炉的舒适的沙发椅让给我坐。我觉得一路上遇到的这些好人，都是马莎带给我的好运。

当我回到"平安之家"后，马莎婆婆立刻说："啊！你真的代我去拜药师了呀？所以，现在我的眼睛看得到了，真好！多亏你走一趟，我的老命捡回来了！"

她小心翼翼地把护身符夹在指缝中，并合掌向我道谢，之后再把护身符挂在床栏上，满脸欢欣。

迎接使者未到是走不了的

那天知夫里岛上依然下着细雪，从窗外望去仿佛一幅水墨画。

午饭后，年轻职员问马莎："你要不要洗澡？"

"不要，我满腹辛酸，感觉时间到了！"年轻职员一听很吃惊，立刻跑来叫我去看马莎。

马莎对我说："很苦啊！我的时间到了吧？"

我回她说："你有的是时间，还走不了呢！"

"是吗？你是明白人。在这里住过的美代，后来是怎么回去的？"

"美代走之前一个星期，知道迎接使者要到了，她说想回家，我就跟她一起回了家。我们在她家为她送行，她走得很轻松。"

"那富美呢，她又是怎么走的？"

"她在走之前两个星期知道迎接使者来了，她是在睡梦中走的。若是有人来接你，我一定会先告诉你。把这事交给我！"

"我听你这么说，还是没自信，真的没问题吗？"

"没问题，时间要是真的到了，你常跟我说的贴心老爷爷会来接，没什么好怕的，你会变得欢喜的。迎接使者未到是走不了的，请安心。"

"听你这么一说，我安心多了。"

"马莎婆婆，年轻工作人员会担心，您老人

家不要吓他们，拜托哦。"

马莎因而安定下来。我认为，人勇敢面对耸立在眼前的"死墙"，度过人生最后的时光，这即是生命的尊严。

没活到九十七岁便难以了解的心情

知夫里岛上吹着萧瑟冷风，但洒落海面的日光令人精神振奋，我特别喜欢这个季节。直到前一天，渡轮还因风浪太大而停驶，我被困在本岛，等渡轮恢复通行，才在美丽的夕阳暮色中回到了知夫里。

我刚在食堂坐定准备吃饭，就有职员跑来说，马莎有事找我。

我连忙跑去握住马莎的手，她喘着气说很痛苦："我要走了，不行了。我要走时，就让我好好走吧！去叫我儿子来吧！"

她用力地抓紧我，那阵子每次我从本岛回

来，她都是这样。

"大家没活到97岁，很难了解老婆婆的心情，我一直忍着没说出真话。"这是马莎婆婆常挂在嘴边的。

每次听她这么说，我都能感受到她的孤独。我用额头贴着马莎的额头，一手抱住她的肩，一手握住她的手："没关系，我们一起做深呼吸，一、二、三……"

新来的职员在一旁颤抖，眼里噙着泪水，与我一起尽力守护马莎。经过很长的时间，马莎的呼吸平稳下来，终于恢复了平静。

翌日，恢复元气的马莎微笑着对我说："不知道我什么时候会断气，现在也只能活得开心一点。昨夜真对不起！"

母子相处的片刻犹如温暖的徐徐春风

岛上紫色洞庭蓝任雨水淋打，自在绽放美

丽，我被那花的温柔吸引住了。暴风雨中，"平安之家"里流动着平静的时光。

"中元节吃了黄豆粉团子，味道真好，今天是彼岸节（日本的清明节，有春彼岸及秋彼岸，各为期一周）吧？"马莎说。

"是啊，下雨天没客人，今天我们也来做点心吧！""平安之家"也是"圆梦园"，我们立刻揉面，慢慢地醒面，孩子们（我有时这样称呼职员）说，他们喜欢我从容的样子。人唯有在平静、平稳时，心灵才能丰富、宽阔。

我与孩子们用手搓团子，然后下锅煮，做出来的黄豆粉团子，虽与岛上传统形状不太一样，但美味是错不了的。

我们把刚做好的团子，送到马莎那里，马莎没吃，她闭上眼睛，低头双手合十说："中元时节，祖先会回来，有祖先才有我，我很幸运啊！我要把这些团子献给祖先。"马莎布满皱纹的脸上露出笑容，她内心的平静也让我感到幸福。

知夫里岛上这时节每天早晨都有人登高去扫墓，马莎住进"平安之家"前也一样。马莎认为祖先仍存在，是祖灵支持着自己活下去的。我们日日陪伴马莎，也被她温暖的心情环抱着。

岛上终于吹起春风。马莎唯一的法定监护人、75岁的长子，把家人留在大阪，独自回到离岛。这位长子对我说，他想留在岛上，理由是母亲期盼他来照顾，我听了深表敬佩。

他总觉得把母亲丢在"平安之家"是不负责任的。为此，他决定每周一都来参加我们的义工服务。为了不让坐轮椅的马莎受寒，我在她膝盖上盖了条毛巾，她的儿子有点不好意思，随即拿出电热毯盖在了母亲膝盖上。就这样，马莎都感动得流泪了。

"长寿真好，儿子孝顺。"她一面说一面对着儿子的背影双手合十，在我眼里，这对母子相处的片刻犹如温暖的徐徐春风。

午饭后，我对帮忙收拾的长子说："看你们母子相处真开心啊！"他则笑答："她能跟人道谢，还是行动不便，不得不住进'平安之家'以后才有的事啊！她要是能早点说一些贴心话就好了。"

届时心会被平静充满

出差去演讲，晚上，我的手机响了起来。

马莎对职员的呼唤毫无反应，村里的医生赶来，说可能是脑梗死或脑血栓，紧急呼叫救护车、救护艇送到了邻岛去住院。

翌日，我赶去探望马莎，她脸上挂着招牌微笑，但后来渐渐开始失智，无法适应生面孔，拒绝进食且开始骂人打人，连点滴也没办法打，不得已只好出院。我们接马莎回"平安之家"后，她竟把来看诊的医生给咬伤，连血压都量不成，医生对她束手无策。

那天起，我决定接受马莎的一切，她的照顾全由我来做。

小时候我生病时，最高兴的是有母亲的温暖陪伴，现在我把照顾马莎的工作全部承担下来，就算是被她打也会表现出对马莎的爱，因为马莎激发了我的母性吧！

马莎口出恶言又暴力了好一阵子，有一天终于回复往常的笑颜。那天，她对我道谢，还合掌低头。也从那天开始，马莎终于回过神来，进食也恢复正常。

又到了涌进大批游客的夏日，这时岛上充满了儿童的嬉闹声。马莎望着大海发呆，我则坐在一旁握着她的手。

"啊……是……是吧？但……那……好啊！……唉……"

对她令人费解的喃喃自语，我都夸张地点头表示同意。大约过了20分钟，马莎才安静下来。

善终守护师 ::

我们紧握着彼此的手，被温暖的氛围环抱着，虽然无法以言语传达，但我们心灵相通。那是我与马莎共同生活的第12年——我们珍爱的岁月。

海风狂暴，又到了渡轮停驶的季节。我刚照顾好"平安之家"里的文子婆婆临终，98岁的马莎对我说："迎接使者来了，我不要吃饭了，就这样自自然然地……"

我没跟马莎说不久前文子在守护室走了，但她似乎全知道。

人要回归时，死去的故人会来迎接，基于许多经验，这在我看来已是平常事。

"孩子的爹温柔地对我说'跟我来'，他深情地用手握着我。"马莎说这些话时，脸上闪闪发光。

"承蒙你们照顾了，我最好是死在用餐时，或者刚好在睡觉。"马莎这样说后不久，真的如愿于睡梦中与世长辞。

踏上归途前，会有人来迎接，对死亡的恐惧会消失，心被平静充满。马莎的事例告诉我，人真能按自己想要的方式踏上归途。

与临终者握手、传递彼此体温、一起等待死亡的时间，也正是心灵相通的过程。在这宝贵且庄严的时刻，守护师接受临终者的一切，同时也会激发、培养自己内在的母性。

◎ 武雄教我懂得"共鸣"

"我怎么什么都给忘了！"那天早晨，武雄对我说。

我问他，记得昨天儿子来看他吗？他说记不得了。我说我也很会忘事，人若忘不掉过去，有时生活反而不好过。对于失败，我就会故意忘个干净，牢记着过去的糗事，恐怕会羞窘得活不下去啊！

"是吗？你也会忘呀？人最好连年龄都给

忘了。"

"我可能比武雄先生稍微好一点，我会帮您记住有关您的事。"

"那就拜托了！"他认真地回答。

我握住武雄的手，那双满布皱纹的手软化了我的心。武雄一生活得正直，给予很多人爱，他的手传递出了热乎乎的生命力。

因失智瘫卧多时的武雄，几乎没有亲友来探望，但他的生命光彩与日俱增。我握着武雄的手，想到曾在书上读到："人到临走之时，依然会保持上进心。"

这也是我每回守护临终者时总会加深的感受。

武雄独自面对日益垒高的"死墙"，即使渐渐失智，依然会感到不安，止不住对死亡的恐惧。尽管如此，武雄还是不想给他人带来麻烦，他习惯鼓励自己。武雄的口头禅已变为我打气的口号。例如，"美好的早晨！我相信今天是美好的。打起精神来！谢谢！感恩！"

每年等这一天儿子来带他回老家

8月16日清晨，在一串铃响中，岛上慰灵的放水灯载着祖灵出海了，这也意味着中元节连假结束了，秋风中微带凉意。

每年中元节（农历七月十五），为扫墓归来的游子，会把这个人口不到七百的小离岛变得非常热闹，"平安之家"的访客人数也总在这个时节暴增。武雄从去年就念着他唯一的赡养人、在国外行船的儿子，最近就要回来看他了！而且，今年会带着孙儿一起回来。武雄欢欣期盼着。中元节假期期间，他曾一个人走回距"平安之家"约5分钟步行路程的自己家中，在祖先牌位前合掌默拜，祈祷即将到来的家庭团聚。

"我儿子说，他明天要来接我呢！"武雄说

这话的当天，他儿子就抵达了"平安之家"，但还没坐定，他儿子就突然说："我今天就得回去呢！"意思是说，看老爹一眼就要赶去搭回程渡轮。

武雄一听，大吃一惊。他握住儿子的手说："我一直盼着你来带我回家，我就你这么一个儿子可以依靠，明天你带我回家吧！"

像录音机倒带，武雄一次次反复说着同样的话，说到老泪纵横。我在一旁强忍着快要溃堤的热泪，只好暂时走开。

武雄曾在战场上看着同伴仆倒在自己面前死去，战后为了维持家计，拼命出海捕鱼。死了老伴后，带着身上的残障，依靠唯一的儿子活着。每年就这么一天，等了又等，等待儿子这天带他回家，然后父子一起对着祖先牌位祭拜。武雄总是骄傲地跟人说，他儿子可是生下来两个月后，就用当时颇昂贵的奶粉喂养长大的。

儿子走后，武雄对着空气发呆，我牵起他的手说："孩子虽在海外工作，但每年都会回来看您一次呀！您老人家入住'平安之家'，他一回到岛上，总要先去跟邻居村民问个好，他很忙，没办法。让我带您回家好吗？"

武雄摇头说："谁都不在的家，回去干啥？"

我只好静静陪着他凝望大海。

我跟他约好了，明年还要跟他一起期盼中元节。

对自己的经历充满骄傲，不认老

过了立春，却依然下着雪，"平安之家"手工制作的招牌被暴风吹打得"啪嗒啪嗒"作响。

这时传来武雄威力十足的开骂："你不要给我胡搞！"原来，他又在骂帮他换尿布的职员了。"辛苦了，武雄爷爷是为了教会我们，今后无论谁对我们发脾气，我们都不上火。武雄爷爷，您今天为了教育我们，特地演了个坏人吧？不过，我们还是会认错道歉。"我一面跟他老人家赔不是，一面瞥见年轻职员脸上挂着泪滴。

武雄年轻时曾经历过战场上与战友一起"装死"，战友躺在他旁边动了一下，因而被刺刀刺了进去。"啊，接下来就轮到我了。"当时他这么想。

这个故事我听了又听。武雄经历了战争，战后又在全世界跑船，到老都在当渔夫。因此，他不认老，当然没那么简单就接受包尿布这件事。他两年前瘫卧在床，宁愿把内裤切成小块，用自己发明的"替代尿布"包着，也不接受工作人员帮他穿尿布。可想而知，武雄多么看不上尿布。

坏脾气的武雄喜欢一个人叼着香烟遥望大海，我的例行工作就是坐在他身边，拍抚他的背。这一天，武雄跟平日不一样，他的眼眶红了起来，我保持沉默，静静任时间流逝。过了一会儿，武雄笑笑对我说："好了，够了！"

离开武雄身边时，我突然想起俵万智的短歌：

说"冷啊"时／身旁有人也响应说"冷啊"／
那是多么温暖！

就像家人之间相处，我们有时要的只是一个
共鸣罢了！

理直气壮地说死都要抽烟喝酒

短短的夏日结束了，海风吹得人心旷神怡，
秋天的脚步近了。

武雄无法下床已3年，那一年，他在国外行
船的独子又将回到岛上探望老父。

武雄每天都把刊登了摄影家国森康弘作品的
杂志摊开来，一遍又一遍地看，为了让儿子也能
看到那些照片，他慎重地把杂志放在茶几上。国
森把躺在床上抽烟的武雄，拍摄得男人味十足，

令人为之倾倒。

"这男人真美！"每当我指着照片这么说，他总笑得心满意足。

儿子终于来了，一进武雄房间，武雄立刻拿出杂志给他看。

"哇，好棒！"儿子看了照片这么一叫，同行的亲戚也凑过来看，大家纷纷赞美，武雄笑得更开了，但当大家还在看着那张照片谈笑时，武雄已经累瘫了。

"爸爸，您睡着啦？"对儿子的询问，熟睡的他毫无反应。大家说得热闹，他却半句也没听见。耳朵不灵光的武雄，似乎也不大在乎他人，只过着自己的生活，就像他心脏不好，医生劝他戒烟戒酒，他依然理直气壮地说他到死都要抽烟喝酒。

脸上散发出慈爱的光彩

美丽的萩花正在盛开，像是为了教导人们要

温柔。

　　"平安之家"举办了敬老会，这次与会的幸龄者只有武雄一位，这是95岁的武雄第八次在这里过敬老节（在日本，9月第3个周一为敬老节）。"平安之家"从早晨开始就忙着准备庆祝餐点。算上4名职员及义工，这天来参加敬老会的人共有8位，大家饭后都与手上皱纹满布的武雄握手。

　　每当听到"恭喜"，武雄就露出柔和明快的笑容。当他与最年轻的义工、只有5岁的小男孩握手时，脸上散发出慈爱的光彩。武雄没有因对方才5岁就下手轻了点，他握手的劲道完全比照成人。即使面对幼小的生命，他仍以"人"的立场平等对待。

　　武雄95年来每一日储蓄的生命力量，最终要交出去了。

　　我跟大家说："今天，大家受到武雄的感染，会变得元气十足，快乐健康！"这次敬老会将尊敬长者的精神传承到了年轻职员与5岁男孩心中，多么可贵啊！

武雄卧床许久，但他活得比任何人都有存在感，而且从一生丰富的历程来看，他的人生相当圆满。

可以自己做决定的"自由"

秋日山菊花盛开，像是迎接我外出演讲归来，我的心温暖起来。

那天是驻村医生每月定期来看诊的日子。医生说武雄心脏有杂音，要请他到正规医院做检查，问我安排什么时候好，我回答要问他一下。

这一问，武雄用比平常还有力气的声音严拒说："我才不要去医院！"我只好顺着他的意思。

人老了，想活得更好，除了必须有梦，另外就是要有他人的支持及爱。更重要的是，要有自己可以做决定的自由，这些是我从守护过的人那里总结出来的。

对武雄而言，他的梦是独子退休后，带他回家一起住。至于他人的支持，指的当然是他的儿子，以及我们工作人员。最后是自己做决定的自由。

我希望陪伴他保有这三个条件走到人生最后，幸福善终。

陪伴是很重要的

武雄的眼睛、耳朵都不灵光，但他依然保持规律的生活，不像健康状况还不错的我们，常为一点麻烦而不安。这是武雄个人特质的一大亮点。

萝卜花在春风下摇曳，花儿传来了希望。"平安之家"成立10周年纪念演讲会结束隔天，武雄走完了他97岁的人生。

当天早晨5点半，武雄还并无异状，但7点45分时，他突然心脏衰竭。

记得武雄入住"平安之家"那一天，他把原本摆在祖先牌位上的老婆照片给抱了过来，从此他在"平安之家"上演了很多故事。

例如，他讨厌自己的老境，不能接受长年瘫卧在床的事实；他花了两年时间才接受包尿布；心情不好时，他会对年轻职员大吼大叫；嘴里老叼着烟，凝望着大海。

其实，等待儿子一年一度归来的过程，也是武雄等待死亡的岁月。我与失聪的武雄没有对话，唯一能做的就是拍抚他的背，无言地让时间流逝，但陪伴是很重要的。

武雄教给我的就是陪伴。

◎ 和子枕着我的手腕而去

"柴田老师，我妈找你，快点来！"住进福冈安宁病房的和子，让儿子打电话通知我。

当时和子才53岁。和子短期大学毕业后，在保育园（0～5岁儿童的福利机构）担任保育员，结婚，生子，离婚。她离婚时带着3个幼龄子女，为了讨生活，曾在码头与男人一起做土木工。

我离开福冈后，我们就没再联络了。有一年春天，突然接到她的电话："小柴，我得了癌症，治不了了。医生劝我住安宁病房，但我不想住。"

"不想住也好，自己的人生自己决定吧！"

"你说得对，我想了想，出院跟小女儿一起住。"和子决定搬进小女儿的小租屋里，后来连嫁到东京的大女儿，也带着新出生的宝宝挤进来一起过日子。虽然房子很小，但家里笑声不断。当时他们全家连一起坐下的空间都没有。相信语言文字能带给人力量的我，就这样站着跟他们一起祈祷。

被宣告只剩3个月生命的和子，奇迹般地活过了夏天。秋天某日，她陷入呼吸衰竭的紧急状态，被救护车送到医院。从那天开始，我们每天通过电子邮件联系。她发愿说："若能恢复健康，我愿将余生奉献给幼教工作。"她想读书，我选了几本寄给她。虽然已无法进食，但和子一直抱着希望，忍着病痛阅读。为生命坚忍奋斗的和子，在孩子们的眼里，像个圣女！

和子的意志力告诉我，希望对人而言是多么重要啊！

带着希望接受死亡的召唤

接到和子儿子的电话，我立刻赶去。到医院时，我看到年轻的孩子们忧心地陪伴在她身边。

和子说："谢谢你来看我。"她抓住我的手，面露喜色。她读了我写的书《用拥抱送你走》，用双手捧住我的脸说："你要抱着我哦！"

这些话让我明白她自觉来日无多。我环抱着她的脖子，用手温暖着她的手，注视着她的眼睛说："没问题，事情会依你的想法进行。你拥有神圣的力量，现在你祈愿的一切都能实现。"

我把自己守护临终者的经验和体会告诉和

子，她听了深深点头，微笑着说："我明白了。"

过了夜半，和子发起了高烧，呼吸急促。我慢慢把她的呼吸导向稳定。经过约50分钟，她的呼吸终于回稳，而后不久，她便枕在我的手腕里呼出了最后一口气。

"妈妈，谢谢你！"

"妈，你还有事没做完呢，不要走！"

和子走后，孩子们一直呼唤着她，用手抚摸母亲的身体。医生确定死亡时间后走出病房，回到只有我们的安静时光。

我对孩子们说："好好感受妈妈的温度。"3个孩子用了很长的时间感受母亲的余温。

"阿姨，妈妈的腋下还有余温呢！"大女儿微笑地看着我，表情像极了和子。小女儿说："本以为死很恐怖，没想到妈妈临终时我能陪伴在她身边，还可以这样碰触她的身体。柴田老师教导我们，又跟我们在一起，所以最后才能守护着母亲，真的很幸运，死并不那么可怕，谢谢您。"

那时我也将自己的温暖传递给了身体开始变冷的好友，与孩子们等待即将升起的朝阳。

我问孩子们要不要给妈妈化妆，孩子们说："妈妈的脸庞好美，我们从来没见过妈妈这么漂亮，不用啦！"

和子脸上的黄疸完全退去，表情跟菩萨一样柔和。

选择带着希望与癌共生的和子，最后的身影就像个圣女。

而且，深深接纳死亡的临终者，逝去时的脸庞都十分美丽。

第 2 章

金钱买不到的临终华美

问卷调查显示，日本想在自家死去的人占八成，

但实际能在自家善终的人，只有两成左右。

电视、报纸、杂志、书籍等还高调宣传，

说在自家善终即是"幸福的死"。

其实，我不认为在自家善终就算幸福的死。

在自家亡故，如果是孤独死，算幸福吗？

幸福的死无关地点，而是指实现对死的"梦"。

有人握着你的手，拥抱着为你送行，

这些其实可以由你来决定。

我创造了"善终守护师"这个名称，

这是在日本第一次被提出来的概念。

善终守护师就是让人实现幸福的死的职业，

是妥善守护临终者的人。

让我具体介绍一下善终守护师的工作内容。

◎ 何谓幸福的死？

住在熟悉又充满回忆的家中，迎接自己的临终，是幸福的死的最大前提，但如愿地在医院里幸福归去的也大有人在。

有人期待在盛开的樱花树下，让儿子抱着离开人世。就算在他临终之日，真的被送到樱花树下，而且儿子还真的来抱着他送行，这样的场面，对这个人而言，就算幸福的死吗？

还有，某位吉他手说他想抱着吉他长眠，也有人说想听着喜欢的古典音乐归去。

"幸福的死"到底需要什么条件？我提出如下的思考：

一、有梦想。

二、有人支持最后的生活。

三、有自己做决定的自由。

如果这三点都有了，同时又能保持心理平衡，那么这个人就可以迎接自己的幸福临终了。然而，现实情况并非如此。

第一点，大家有这样的梦想吗？比如说，期盼在有缘人心中一直活着，或者想把精神力量留给子孙。其实并不是每个人都有这样的梦想。很遗憾，多数日本人并没有这种想法，他们认为人死后什么都没有了。

第二点，这里所说的支持最后生活的人，是指家人及亲友。套用某学者的用语，就是指被谁肯定。例如，被伴侣爱着、受父母认同，这些会让临终者感到幸福。"被肯定"是一对一的关系，只要一个人跟对方说"我爱你"，那个人就能感受到幸福。人死之前，若没得到亲人的爱，就算拥有100亿巨款也不会幸福。

第三点，自己做决定的自由，由自己选择有关死的一切。例如，是否能自由选择不再接受延命治疗？

上述三个支撑点，缺一不可。

◎ 善终现场充满奇迹

我长年在离岛从事善终守护工作，拥抱过好几十位临终者，守护他们到最后。我发现，人在终点时会展现出超然的姿态，他们其实比过着正常生活的人，更能传达力量。

临终的展现通常令人赞叹，善终守护师只要在临终者背后推一把，他就会有幸福满满的结局。

怎么说呢？

有位临终者瘫卧经年，临终前两日，我贴近他的脸做自我介绍，连家属都担心那样近距离的接触，会使我不好意思。

那时临终者灵性高升，我知道他已进入无分别心的境界，所有的一切都能接受。我也处在不分彼此的状态，瞬间即进入对方的内心，与他成为一体。

不分彼此成为一体，即是所谓的迎接使者已到的阶段。我发现，去到处于此阶段的临终者所在地，临终的那一刻，总是有奇迹发生。

什么奇迹呢？例如，原本关系不美满的家庭，往往在这个时候会圆满和解。

有一次，奇迹发生在74岁的儿子身上。99岁的母亲临走前期待回家过最后的日子，而与母亲关系不好的儿子一直不肯答应，但在最后时刻奇迹发生了，儿子愿意让母亲回去了。

一直记恨母亲的儿子，当初跟我说他不愿让母亲死在家里。我拜托他："你什么都不用做，只要让妈妈回家，所有的事都由我们来做。"但他还是不肯。

谁晓得经过一周左右，儿子一人来到"平安之家"，竟然就直接睡在了母亲床边。母亲已无法言语，儿子还记恨母亲，很少来这里探望她。谁也没料到，儿子会跑来睡在母亲身边，甚至为母亲换尿布，在母亲临终时还对她说："谢谢你生下我。"

是什么力量改变了他？我称这种奇迹为无法言喻的心灵交流。

我总认为，在超越语言的心灵深处，有着人与人之间的爱与温暖。

家人之间难免有争执，但最后人要离世时，会发生大转变。

人要走时，会变成完全无法言语也无法行走

的弱者，这时反而会大放光彩。弱者中的弱者，他们的爱特别深远，可以改变周围的人。

弱者这个词不好听，我也是最近因风湿关节疼痛才第一次意识到。亲子间感情不睦，在善终守护时才变好的例子，以儿子居多，他们最后陪伴着父母，亲子关系因而得到改善。

◎ 抱着对方送行，也被对方抱了个满怀

我姑姑在医院亡故，但其实她在我成立"平安之家"时，曾与我约定要在那里让我为她做善终守护。可惜出于某种原因，我不得不关闭"平安之家"，把工作地点迁到岛根县的米子。之后听说姑姑的帕金森病症状加剧，被送进了养老院。

姑姑说过她不想接受延命治疗，某次她因进食不慎引发肺炎，从养老院被送到医院治疗。我从出差地直奔医院。当时，姑姑已被送入加护病

房，罩上了氧气罩。我本想抚握她的手，却发现她的手不仅打着点滴，还紧裹着手巾，根本无法让人碰触。

我把脸贴近姑姑说："没办法在'平安之家'为您做临终守护，姑姑，对不起！"我流着泪，抚摸着她的头。加护病房的见面时间只有15分钟，护士跑来跟我说对不起，时间到了，我跟她说："等我一下，我跟我姑姑还有些话要说，多给我点时间吧！"护士说："那我把门开着。"这时，幼时姑姑为我换尿布的情景，竟像电影般浮现在我眼前。

姑姑住在我们家隔壁，她常代妈妈为我换尿布，也常在家跟我一起喝茶，她喜欢听我说说自己的事。我不断想起姑姑对我的爱，流下感伤的泪水。当我说"姑姑，谢谢你"时，姑姑好像也在对我道谢。已失去自主呼吸能力的姑姑，与我进行了灵魂的交流，我知道姑姑什么都领会了。

这时虽然是我拥抱着姑姑，但其实我也被姑姑抱了个满怀。

过去，我总拿"用拥抱送行"来形容善终守护，但其实是姑姑在等我，她的弥留就是为了给我最后的拥抱。发现这个后，我觉得自己是何等自以为是。这件事让我深刻反省，姑姑启示我要以新的态度面对即将归去的人。作为善终守护师，我为自己能以新的态度与临终者交流感到喜悦。

姑姑戴着氧气罩，呼吸平稳；翌日，她在家人围绕下，犹如熟睡般离世。我感觉姑姑带给我的温情，至今依然环绕着我。

◎ 全然交棒的临终现场洋溢着爱与喜悦

某位百岁老人经常随身携带小镜子，问她为什么这么爱照镜子，她回答："我一直在练习，走的时候，跟大家道谢完再含笑而去。"

她说得真棒！还不知什么时候走，就已在练习含笑离去。因为她这个想法，我从此对人都是连连道谢。

我认为，人在最后走的阶段，都会对支撑他一生的生命力做交接。守护师要谨慎地接住力量，然后把它交给家属和亡者所爱的人。

我想到"死的样子即是生的样子"这句话，一种把生死等同看待的人生观。这说的是，人会像他活着那般死去。换句话说，从人死去时的模样，大约可推估他生时的模样。

天下人百分之百都会死，人由衷接受死这个事实时，就会真正地放下。

临终者从那瞬间起，变得不知寒暑，身体虽然需要照护，精神却超越肉体，进入一种"不知苦"的完人状态。当我抱着临终者时，他们平静地释出力量，传递给在世的人。那些生命力，后来变成我们活下去的勇气及元气。

◎ 善终守护师的定位

我们善终守护的工作大部分都是来自家属的委托，而不是临终者本人。亲爱的人即将离去，家属一时没办法接受这个事实。对死亡的恐惧让家属还想尝试延命治疗，把最后一程交给医院处理。这时本人若不接受，坚持要回家等死的话，家属就会来找我们商量，问我们该怎么办。

归天的日子要是近了，临终者连话都说不出时，没经验的家属常感觉慌乱不安。在这种状况下，善终守护师要坚守临终者的心意，充分表达当事人的想法。例如，要向家属解释临终者无食欲的精神状态，以及若迎接使者已到，人已"不知苦"又是什么情况。换句话说，善终守护师必须代言临终者的心，代理临终者的意愿。事实上，医生是支持肉身的人，他们的工作就是赶走死亡，挺身与死神作战。但善终守护师则相反，我们从一开始就接纳死亡,然后陪伴当事人面对死亡,基本上不与死亡对抗。

◎ 帮助善终的四个重点

一、抚触临终者肌肤

临终者死去时,即是放下的瞬间。就在那个时间点,我们开始用自己的身体守护亡者。

善终守护师要告诉家属,临终守护的终极意义,就是要与家属手牵着手,用手把温度传给亡者,这即是他临终前活下去的希望。我们要用身体把我们一直守候在侧的爱表达出来。

拥抱着他送行,即是这个意思,这不是单用语言可以传达的。

所以,我们用双手环抱临终者,"你现在活在这里,是如此重要",这些话不是用说的,而是要用身体传达给临终者。

这个时候，语言只是矫情，我们用超越语言的身体去传达。只要抱着临去的人一分钟，或者只握手一分钟，都能带给他人生的价值感。在关键时刻，即将归去的人，其实什么都了然于心了，他们反而会用爱来回报我们。

被拥抱时，不安及恐惧消失了，对于家属而言，与家人永别后的失落感因而消失，因为他们从所爱的人那里感受到了喜悦、希望与爱。

这即是善终守护师见证充满尊严的生命离去的瞬间。

二、倾听、复述和沉默

人临终时，不需要什么鼓励。所有的一切只需要倾听。当理想与现实冲突时，无论如何鼓励，对本人或守护师而言，都只是虚言罢了，因为此刻临终者已知道自己即将离去。

他们已无法进食，多数时间都在沉睡，连眼

睛都无法睁开，本人已了然于心。能多留在他身边去了解他是件很重要的事，百分之百地了解很难，但倾听是可行的。

我的方法是这样，临终者说"我渐渐不能吃饭了"，我便复述他的状况："你吃不下饭是吗？""怎么办？"

我则回答说："应该怎么办呢？要怎样才能吃得下饭呢？"

在日常生活中，唯有倾听及复述对方的语句。当然，我们仍会努力思考临终者喜欢吃什么，如何对他的身体好，但一定要依他本人的意见。

倾听、复述、沉默，使用这个方法之前，要先传递温暖，也接受对方的温度。

某次，在演讲时有位看护问我："我们养老院的老人不听我们的话，该怎么办？"我回答："我们担任看护，不是要求他们来听我们的，而是我们要听取他们的意见。请花时间倾听，直到老人家觉得没错。应该这样才对！"

当被二分成看护人与被看护人时，我们看护人会变得傲慢。想到高龄老人家活了好长时间，他们长年累积的无形礼物即将交给我们，我们自然就能谦虚地侍候在他们身边。

三、不断地说"没问题"

母亲在医院病逝前，我一直对母亲说"没问题，放心"。

我在医院附近买了马克笔、两张海报纸及透明胶带，在自制的小海报上写着"在奋斗不已的母亲面前，请不要跟她说加油，请跟她说'没问题'，请她放心"。我把它贴在母亲病床上方的墙面上。

接着我握住母亲的手，搂着她的肩。我去吃饭的空当，住在附近的亲人会来握住母亲的手。我们握着她的手，一如小时候母亲用那双手握着我们的手。

某日，母亲醒后跟我说："你常说的'没问题'，我终于懂了！那是说这里有你在，在另一个世界有爷爷、奶奶等着我，所以没问题。对吧？"说完不久，母亲就以如她所愿的方式走了。

人接受了死亡，即能拥有力量，这时我会对临终者说："你会如愿地以你的方式回去，没问题的。"而后临终者的病痛瞬间消失，整个人变得平稳安详。

四、与临终者"同步呼吸"

第一章里，谈到和子的例子时，提到了与临终者同步呼吸的重要性。善终守护师除了着重于现场的守护陪伴，还要永远站在临终者的立场思考，保持贴心、温柔的守护。

有突发状况时，要冷静应对，首先就是把呼吸调整好，关键时刻能帮助临终者调整呼吸。

在此特别介绍斋藤孝《呼吸入门》一书里提到的呼吸法：

这种呼吸法非常简单，把注意力集中在丹田，用腹部呼吸。用鼻子吸气三秒，把它留在腹中两秒，然后用十五秒慢慢细细地从口中吐出去，就这么简单。习惯了之后，用鼻子呼出也可以。以"三、二、十五"为一组计算，共计六次，总共两分钟，专心地做。绵长悠缓地吐气，力量及注意力放在丹田。人缓慢地呼吸时，连死都不畏惧，将进入沉着的精神状态。

我参照了斋藤孝老师的呼吸法，结合和子的案例来思考我提倡的"同步呼吸"。

起初，和子的呼吸节奏混乱，我抱着她，抚触其身体，配合她的频率来呼吸，然后我慢慢调整为深呼吸，再用手把深呼吸的节奏传达给了她。经过四五十分钟的调整，与她的呼吸同步后，和子的气息终于与我合而为一，就在那瞬间，她离去了。

呼吸、抚触的动作促成了合为一体的感觉，自己的身体已成为对方的一部分时，这种浑然一体的感觉，临终者也会感受到，整个人就会平静下来。

那时感觉很舒服，完全没有不安，任何人都会觉得美好。光是呼吸合一，就能令人欢喜、放心。

相反地，临终者发现自己的身体只有他独自在支撑时，往往会感受到不安及压力。

自己的呼吸与他人同步，将产生自己的存在被人肯定的效果，与他人身体合一的感觉，将引导临终者走向平安的世界。

为了这么重要的临终场合，奉劝大家在日常生活中就要开始锻炼呼吸法。

◎ 善终守护师的具体工作内容

当临终者被宣告来日不多时，善终守护的工作即可开始。我通常在这个阶段接到工作。

我常接到二三十岁的儿女来电，说他们五六十岁的父母到了癌症末期，最近被医生宣告即将走到人生终点，他们不知该怎么让父母幸福地离开人世。

从临终者进入终末期治疗（已无痊愈可能）到入殓前，我们听取临终者与家属的需要及想法，为善终做一切可能的准备。

了解临终者心意

首先，我们会跟临终者讨论，遗下的事业如何完成？假如不想在医院里而想回家临终的话，该怎么办？觉得怎样死去最理想？希望由谁来守护临终？

五六十岁的临终者，被医生宣告走到人生尽头时，墓园要怎么选？葬礼想怎么办？我遇到很多案例，父母不想增加孩子的负担，那么我们会帮忙查询当地墓石店、殡仪馆的价钱，并为临终者及家属做出提案。

临终者病情突然恶化或疼痛加剧时，是否叫医生出诊？我们通常会听取临终者本人及家属的意见，视情况需要与医生商量。若是独居的老人，善终守护师会代替善终者把所有事情准备好。

先与家属及当地医生协商

回家等待临终的人，当他们的身体发生紧急状况时，该如何处理？最重要的是，若没医生的死亡证明，临终者即使亡故也不算正式死亡。而且，未开立死亡证明的死亡，在法律上被认定为"事件"，还要找警察及法医来现场调查、检验。从法律角度来看，我们必须与地方上的医生事前协商好。

当临终者病情恶化，已不能言语时，家属该如何面对，又该如何给予支持？这些即将到来的事实，善终守护师要向家属说明，引导家属冷静处理，并让家属了解临终者的身心状况。

然而，即使选择在家临终，家属也可能动摇，临时有紧急状况，又会想把病人送进医院。发生这种状况时，善终守护师仍须坚守工作岗位，换成到医院继续守护临终者，直到他离世。如此执着守护，全是为了让临终者有个幸福的死亡。

重要的是，在家守护完临终者，善终守护师要立刻联络医生。几乎所有医生都说24小时随时待命，但临终者若在深夜亡故，我们通常不会马上联系医生，而是与家属一起感受临终者的余温，等早晨再打电话给医生，因为医生也是人，白天找医生来，比深夜找来要容易沟通多了。有关这种情况，必须事先与家属取得共识。

擦洗身体并帮临终者穿上他喜欢的衣服

善终守护师的工作是以死为前提而接下的任务，虽然如此，我们会对家属说，在临终者本人接纳死亡之前，请绝对不能放弃希望。关键在于，当本人接受了"死"，而迎接使者也降临了，那时家属就可以开始送终了。

临终者逝去后，我们会与家属一起擦拭遗体，为死者穿上事先讨论过的最爱的一套衣服，然后把其后的入殓及葬礼交给殡仪馆处理。善终守护师主要是做精神上的支持。从人生终末期至入殓为止，所有临终的细节及准备工作，都是我们服务的项目。

特　辑

◎　如何面对癌末疼痛？

在家临终常有个很大的不安，那就是痛起来该怎么办？可以使用吗啡。但岛上医疗条件不足，并没有吗啡，即使这样，"平安之家"的临终者其实都没受太多痛苦。

越打止痛针，临终者的痛苦可能越大。经验告诉我，止痛针之外，还有其他缓和的方法。有种说法认为"痛"的感觉，六成来自精神。

实际上，曾有在本岛医院被宣告只剩两周生命的人，来到岛上住进"平安之家"后，多活了一年半才走。当有人喊痛时，我就用手抚触他们。有人说他已到了末期，说他全身都痛，我只管为他抚触全身。实际经验让我确信，手的安抚及温度，可以缓和临终者的"痛"。当临终者喊痛时，我不会立刻叫医生，除非他们痛得真受不了，我们才会联络医生或请护士来打止痛针。

◎ 临终者的三样幸福

一、接受死的降临

我曾为一名64岁男性做临终守护，他的癌细胞已扩散至全身，完全不能再接受治疗了。

他20多岁的女儿来找我时，他已被安排进安宁病房。医生跟家属说明病情已到末期，余日无多，但没对临终者本人说明，家属也说不出口。结果，安宁病房的医生走进来要接人，直接对他说："没时间了，我们转到安宁病房吧！"第一次知道实情的他惊愕不已，开始十分懊悔自己的人生。

他4年前被查出患了癌症，一个月前身体出现异样再度入院。在普通病房时，身体并没出现明显变化，被转到安宁病房后才突然要开始接受死亡。剩余的日子要做些什么，两个儿女不知如何是好，因此跑来找我。那时我提议"24小时善终守护"，对方立刻答应，我因而接下这个工作。

其后，女儿被父亲骂回去："你们都不要来了，啰唆，不要来了！"女儿被父亲的怒斥吓到，又跑来问我，我跟她说："那不是父亲的本意，去吧！若不去，你将来会后悔，你要好好想一想。"

人在医院临终时，有时会出现谵妄（出现暴言、暴力的错乱状态）症状。因为，在医院临终的人必须同时接受两件事，一个是他的终点站在医院，另一个是他要接受死亡将至的事实。当他无法接受这两件事时，即使亲人带着爱意问候，他也会感觉对方虚伪啰唆。他正懊悔人生苦短，无法接受的事还很多，觉得孩子们根本不懂，因此脱口都是恶言。家人本来想安慰他，却没传达好，反而让他不满。

他正在拼命准备接受死亡的这个阶段，子女一定要到场，鼓足勇气，即使被怒骂也要去，如果不这样，临终者会在孤独中逝去，儿女只会留下深深懊悔。

在这种状态下最后是不是能接受死的降临，多半要看临终者是否持有清晰的生死观。例如，死亡不是结束，而是新的诞生；或者肉身灭亡了，灵魂依然活着等。能否把"死"看成一种"希望"，反映出临终者对死亡的接受与否。

善终守护师会长时间与被宣告来日无多的临终者慢慢地沟通，如此才能让对方放下执着、接受事实，与家人告别，然后卸下肉体，安然逝去。

时间到了，肉体衰弱，不能言语，连进食都不行了。临终者感受到死期已近，这时他开始接受死。坦然地接受死，当临终者的梦想实现时，他会幸福愉悦地接受死。

二、迎接使者一定会到来

前述这位男性在过世前两天，对他女儿的态

度变了。显然，迎接使者已经到了，他变得神情愉悦。

是什么让他变了一个人呢？

因为，他本人已非普通人，精神状态让他变得幸福圆满。

为什么我知道迎接使者已到？

由临终者本人告诉我的"故事"，我知道迎接使者已到来。

"我连人带车掉进了稻田，救我出来的，是死了的某某人……"平常我就跟他女儿谈迎接使者的事，所以她听到父亲这么一说，很快地就明白时间已经到了。

他一整天都在自言自语，神情愉悦地一直说着，翌日即平静地走了。听说人要走时，大脑会分泌出类似吗啡的物质内啡肽，临终者其实没有痛苦，也体会不到冷暖，甚至连恐惧也会消失。

人的身体里，自然具备了这些机能。而且，

一定会有迎接使者，迎接使者还没来时，人是不可能死的。迎接使者来了，这个时候人才会迈向死亡。

临终医疗学者卡尔·贝克搜集了数千个临终经验报告进行研究。现在日本变成了小家庭社会，从前只有老年人才跟我们谈这些经验，令人遗憾的是，这些故事已再没人提起。不知不觉中，日本人对于客观的、重要的东西的看法，发生了重大变化。

我从临终者那里听到迎接使者的实迹，也从无法言语的临终者的表情中，得知迎接使者的存在。他们的表情因迎接使者的到来，变得明朗、平静，而且容光焕发。

三、自己的临终自己计划

有一次接下一个善终守护工作，我与该临终者是第一次见面，她是癌症晚期患者。在我到访前，她已有十天左右不能言语也不能进食，只靠打点滴维持。我把她抱起来问候说："初次见面，你好！"然后开始抚触她的手。

刚开始她没有任何反应，于是我问："迎接使者来了吗？"这一问，她眼睛张开了。于是我又说："迎接使者若还没来是走不了的。没问题，会如您的意的。"这位似乎已失去知觉、一直没反应的临终者，居然开口回答我说："我知道了！"甚至示意要我喝茶。

找我来的女儿，为此大吃一惊。

其实，临终者自己已了然于心。

当我要离开时，找我来的女儿说："我想送您到车站，但这段时间，我留妈妈一个人在家，不知道好不好？"我说："没问题啊！"

为了守护母亲的临终，女儿一直都不敢让妈妈落单。不放心的女儿又问我："真的没问题吗？"我肯定地答复她："没事，像平常一样就好。"

即将踏上归途的人，会为自己的临终制订计划。女儿一直担心在自己睡着时，母亲就走了。出于这样的担心，自从把母亲接来照顾后，她都无法安眠。我对她说："说不定，妈妈本来就希望自己在睡梦中离世呢！"

那位癌症晚期的老妈妈，在翌日中午离开了人世。女儿最后问母亲说："妈，您现在想着什么呢？"妈妈最后的回答是："其实，我刚才准备葬礼去了。"最后，女儿抱着母亲的头，大家握住妈妈的手，让她安然平静地离去。

那是个非常棒的善终，这个案例让我深信，"死"其实是可以自己制订计划的。

老妈妈出生在松江，但一直都住在平田一带，女儿准备在松江为她举行葬礼，她跟我商量，是否载着妈妈的灵柩到邻居朋友最多的平田去绕一圈，当时我没发表意见。

出殡当天，由于火葬场的顺序变更，从家里

出发出殡的路程，多出了30分钟的空当。这时，灵车司机不知从哪里来的灵感，竟然说："我们绕去平田再开回来吧！"就这样出殡车队往平田出发。这一绕，老妈妈过去的邻居都跑了出来，司机把灵车停靠下来，打开灵柩窗口让邻居见她最后一面，合掌告别，然后才圆满地送去火葬。

像这样的事，已不能算什么奇迹了，在守护现场常常发生。

| 第 3 章 |

只能在医院等死
的日本医疗制度

当家人突然被宣告来日无多，

你该怎么办？

或者，如果那个人就是你自己的话，

你会希望怎么办？

很多人都说，他们希望最后的日子在自家安静地度过；

然而，实际上多数人是在医院寂寞地走完人生的。

日本的文化、社会制度激烈变化，

我们面临的生死课题不胜枚举。

我们活在非常矛盾的社会，

但无论是临终者还是送行人，

都期盼能贯彻自己的生死观，

从容无悔，安心临终。

◎　残酷的现实

　　某位住在养老院的人士早已声明拒绝延命抢救，但发生紧急状况时，仍被养老院送到了医院，最后在医院痛苦又遗憾地死去。

　　当时我正好在福冈某私立养老院工作，该养老院的建筑像星级酒店，提供老人豪华三餐，工作人员也自带温暖笑容。当时，有不少老人卖了房子才住进来。其中有位94岁的老律师，他一直交代我："柴田，我准备死在这里，我拒绝延命治疗，若发生紧急状况，你要记住，我已经受够了，拜托！”

一天，这位老律师因呼吸困难被送到医院，他还有意识时就跟医生说想回养老院，但依然被医院的抢救治疗"五花大绑"，最后身上插满管子死去，令人不忍目睹。

这样的结果我每次回想起来，都心如刀割。

停止无谓的延命治疗，反而能活得更像人

看护对这种事根本没有资格发表观点。这种体验后来成为我挺身而出的动力，决定踏上没有医院的离岛，从事善终守护的先锋开拓工作。

来到小岛后，我发现人生来有自愈力。把生死委托给上天的岛民，天真自然，彻底改变了我的价值观。

其实我也曾经历癌症手术，自己接受了治疗，当然不是要否定现行医疗制度。但若人已到了不得不接受死亡的阶段，停止无谓治疗，反而

能活得更像个人，拒绝治疗的人也许可以更长命。

朋友冈崎的父亲在医院病故，他身体一向非常健康，曾自豪地称能活到120岁，过去根本没机会跟他谈延命抢救的问题。结果，88岁那年，他突然无法言语也无法进食，家人当然就将他送医。

刚住院时，喂流质食物，后来连流质食物也吃不下，只好打点滴。住院两个月，体重掉到38公斤，血管硬化到都无法打点滴。他勉强能用摇头和点头来表达，问他要不要做胃造瘘，得到的答复是否定的。

然而冈崎与医生商量后，医生在他锁骨上打入点滴，输入了营养剂。即便他还能表达意愿，家人依然做不了停止延命治疗的决定。

他受不了插入点滴管的痛苦，常想伸手拔掉，结果，护士把他的手绑在床上，让他动弹不得。老父用微弱的声音拼命说"想回家"，然而冈崎家里还有年事已高的失智老母，也有工作缠身，实在无法接父亲回家照护。

后来，冈崎的父亲在医院又患上了肺炎，就此撒手人寰。

冈崎说，父亲临终时，他一直守护在身旁，这还算有点心理补偿。其实大部分人都在这种状况下无可奈何地临终，现今社会已把在医院病故当成了理所当然。

◎　家属的障碍

2011年，我从知夫里岛搬到米子已有两年。我守护过的善终者，没人接受延命治疗，但从离岛回到本岛才惊觉，竟然有那么多人依赖延命治疗而活着。

人明明是自己生命的主人，却认为医院一定会想办法帮我们。

医院并非让我们临终的场所。

医院透过抢救及延命治疗，当然不会让人

"简单地死去"。

我认为,人的临终应该是生活的一部分,自然地在家人、邻居的话旧声中远行。我期待这种古老的送行文化能复兴。

自己的归途希望怎样安排,这最好事先跟周围的人说好。人生无常,为避免突发意外、失去语言能力,这桩事最好尽早与家人谈妥。

上述是交代自己被看护时的要求,但若看护对象变成自己家人,通常会出现更让人烦恼的两难局面。

家属希望亲人多活一分钟也好,从他们的立场来看,这样想无可厚非,但那有时只是因为家属"自私"。

接纳死是需要勇气的

我母亲从前就说希望能自然死,所以后来她没接受延命治疗。其实,在母亲临终时,我的想法也动摇过。最后14天我都陪伴在她身边，总想多少让她再活长一点。家属寄望延命治疗的心情是可以理解的，考虑到人的矛盾心理，拒绝延命治疗是需要勇气的。

当时，我为母亲着想，她辛苦了一辈子，应该让她解脱。这种决断基本上就是接纳死亡，本来就很需要勇气。

在关键时刻拒绝延命治疗，不是跟"杀人"差不多吗？

这种生命的责任，谁也承担不起。很多人谈到自己的临终，总会说"一切都交给你了"，为什么把自己的生命交给别人呢？连早餐你都会想要吃什么，临终之事真的可以"一切都交给你了"吗？

家人也要学习接纳死亡

很多人都期望在家临终，然而现实并非如此。

例如，无家属的单身人士临终时，护理机构会依规定把人送到医院或养老院。然而，东京为了压低医疗保险的支出制定的看护制度往往会让单身临终人士选择在自己家中死去。

东京有很多人孤独地在家中死去。

其他城市与东京又不一样，与其说是制度上的问题造成的差异，还不如说是家庭问题导致的。考虑到家人彼此的关系，担任守护者的一方愿意担起临终照护的责任吗？有人经思考后说不愿意，理由并不一定是关系不好，而是若发生紧急事故要怎么办？

本来就要死了，为什么还在问人死了要怎么办？人面对死亡时的心理真是矛盾。

有一个实例。

有位临终的太太，期待最后的日子在家度过，先生劝她说："你能吃下这些流质食物，我就带你回家。"太太努力地吃完，丈夫却拒绝说：

"让她回家，我会害怕。"结果，太太就这样在医院走了。

我认为，归根结底是许多家属无法承担人命之责。

他们茫然地期待有人能帮这个忙，这样的依赖需求一直在上升。连家人的生命都想交给别人，最好全交给医院及医生处理，他们大多不愿负这个责任。

◎ 无谓的延命治疗

我不是医务人员，没有医疗专业知识，但我一直对延命治疗抱持怀疑态度。首先，接受延命治疗的人，其实多半都不知道治疗结果会怎样。

例如，胃造瘘是从胃壁及腹壁开个洞，再置导管于胃洞口，直接通过导管注入营养剂。医生有时做胃造瘘前没跟家属详细说明，因为这操作简单，不太痛苦，对陷入昏迷、进食困难且病情危重的患者，确实是最方便的。然而，做胃造瘘也可能发生食道逆流，营养剂误入气管，导致病人患上肺炎，并最终死亡。医生应事先好好说明治疗方法，家属也应好好理解后再做判断，最好是在人还清醒时，家人彼此就先讨论好。

我自己的女儿也说，若是我陷入紧急状况，她会让医生为我做延命治疗。长期投入善终的我，连自己的女儿也说服不了？

女儿说，她知道那是自私的，但是"我不想让你走呀"！

我只好事先写好临终备忘笔记来说服她，同时也交代给了工作人员。延命治疗若是本人期望的，那没话说；若没经过本人的同意，那简直就是酷刑。

三浦绫子曾在她的书中写道："人生最苦的不是白发人送黑发人，而是明明临终，人家还不让我死。"我亲身经历了很多例子，对于三浦的说法极为认同。

护士说怕病患拔掉点滴，所以把他们五花大绑地绑在床上，这样的临终可不就像酷刑？

延命治疗结果如何？这里需要具体谈一下。

做胃造瘘延命治疗真的好吗？

从前有位住在"平安之家"的老太太因无法进食住进了医院。医生问她想不想做胃造瘘，还特别用轮椅推着她，实地去看看做胃造瘘的患者。其实，很多医生都没说明什么是胃造瘘，直接就为患者做了。那位曾与我一起做演讲的医生，难得向这位老太太解释得这么清楚。

看到其他人的实例，老太太说："我要是变成那副模样，就不想活了！"当时，医生、我及她的儿子都听到了她明确的拒绝。

然而，当她被推回病房后，医生再度开口问："需要做胃造瘘吗？"这时儿子竟回答："那就拜托您了！"

儿子希望母亲活下去，某种角度这代表他深爱着母亲。

老实说，我们三个人都很痛苦，儿子也是鼓足了勇气才说出决定。

医生很困惑，不知如何是好，因为临终者一口回绝，儿子却又要求做，好在后来老太太的情况好转，没必要做了。

还有另一个例子，那就是长期与帕金森病缠斗的女摄影家黑田。她曾住进"平安之家"，40岁就发了病。

16年间，她拍摄了超过1万张花朵作品，连续10年发行花朵月历，因这项爱好与很多人结缘。可惜，后来黑田因为患上肺炎，进食困难，她同意做胃造瘘。饮食对黑田而言，是每天唯一的乐趣，她还住在"平安之家"时，只要能够起床，连吃个果冻都当享受。

出院前两天，她问从身边经过的医生："出院后我就可以吃东西了吗？"医生只回说"不行！"就快步离开了。

目睹全部过程的职员，怔住了。就在出院前，黑田的状况骤然陷入危急，结束了59岁的人生。

我觉得当时医生即使只给她一颗糖，都会让她看到希望。回想这些，徒增了我的遗憾。

我不是医疗专家，专业细节我确实不懂，我们不能说做胃造瘘不好，但若想在自家平静地走完人生，确实最好别做胃造瘘。

美香的父母早故，她结婚后与奶奶同住。第一个孩子临盆前，奶奶的身体突然出状况，变得无法进食。美香听过我的演讲，也认同我的想法，她期望在自家为亲爱的奶奶送终。

当时，美香问了奶奶的想法，奶奶说没看到曾孙她不愿死，为了满足奶奶的心愿，只好为她做胃造瘘。美香顺利产下婴儿，老奶奶想抱曾孙的心愿终于实现了。我去探望美香时，发现她把婴儿床与奶奶的看护床放在同一个房间，老婆婆与婴儿睡在同一个房间。

也许有人认为，初生婴儿与死期将至的老婆婆住在一个房间里，不是很危险吗？然而，这景象实在美得令人感动，因为我明白美香为了照顾奶奶是何等的奋不顾身。

其后，奶奶的营养剂发生逆流，已不能插管了，最后只能靠打点滴维持生命。美香在最后几天，直接躺在奶奶床上陪伴她，配合老人家的呼吸，直到奶奶平静下来。奶奶最后走得很安详。

老奶奶实现了想见第一个曾孙的心愿，还有孙女无私的照料，最后得以善终。我很佩服美香这个孝顺的孙女！

◎ **生不如死的地狱场景**

鸟取县某高中找我去演讲，我讲完后，有一

位看起来很时髦的女同学举手说：

"我不想像爷爷那样痛苦地死去，所以想要在父母还活着时就死去，但今天听了柴田老师的演讲，我发现其实有善终的办法，觉得人长寿也不错嘛！"

这个女孩的想法并非特例。我把这件事告诉了上野千鹤子老师，她因此介绍我读她与古市宪寿合著的书《上野老师，学生我不准您自私地死去》。

古市先生是上野老师的学生，是一名社会学研究者，1985年生人。书中写道："比起不能让白发人送黑发人，年轻人那份'不想让父母比我早死'的心情更强烈吧？"白纸黑字，年轻人的想法实在令我吃惊。

这本书提到，不愿目睹父母临终的惨状，所以想比父母早死，眼不见心不烦。其实，有这种想法的年轻人在增加。听到这种论调，先是感到震惊，后来觉得也可以理解。

我一直认为白发人送黑发人是为人父母最难过的人生悲剧，何以现在的年轻人竟自私地用"先死"设想自己的"幸福"？为何不想想，父母若真遭逢丧子悲痛，往后的日子不也被摧毁了？

不过话又说回来，让孩子有这种想法的原因，正是父母住院时，孩子们看到了人临终时全身插满管子，痛苦不堪、不得善终的凄惨景象。

我们一定要面对这个问题，因为今天年轻人想"早死"，是我们这个世代的人造成的。

◎　连医护人员都感到矛盾的制度

对医生而言，救护车送进来的病患，医生即使明知来日无多，但由于家属恳求，也只好进行延命治疗。何况这时万一有点闪失，还有可能被家属控告。

医生其实也知道，这些治疗对病人而言犹如

酷刑。有些医护人员因为实在看不下去，只好辞掉工作。

好不容易当了医生却毅然辞职的多数是年轻人，特别是与死亡直接接触的医护人员。

我曾受邀到医生团体参加的会议上演讲，在我谈论"自然死"这个主题前，有医生谈到医疗现场面对死亡的辛苦。这些医生往往已看出当前医疗现场的问题，延命治疗变成一种"可能"，有人治疗成功，也有人失败。这一点，我们仍需小心拿捏。

延命治疗失败而死，令医护人员备感无力。死不能被称为"不幸"，如果家属觉得亲人"死得不幸"，就很可能会向院方提出控告。

期待能在自家善终的"自然死"

我常受邀为医生团体讲自然死，可以想见"死"对现代医疗而言，是何等重大的课题。2011

年3月，我曾到北海道羊蹄医生会去演讲，羊蹄医生会的邀请函上写着：

"'死'一旦被视为不幸，我们的人生怎么能幸福呢？然而，死的瞬间只要幸福，就算拥有了幸福人生。您已有实践这一点的对策，并日趋成熟，人生幸福，即是在住惯了的自家善终。"

那次我的演讲题目为"范式转移"。当我讲到于自家善终的自然死时，可能有人想起了死去的亲人，现场传来啜泣声。最后提问时，有一名医生说："我怕死，若得了癌症，并不想被告知剩余的时间，我要怎样才能摆脱对死的恐惧呢？"这位医生率直地问到"死的恐惧"，而且竟能在众人面前提问，其勇敢与谦虚真令我佩服。

当时我的回答是："我也反对告知，谁有资格宣告我们的生命要结束了？人并不容易接受死亡这件事。然而，若是已故的亲密家人和亲友来迎接我们，临终者便能接受死亡。这个人接受死亡的刹那，对死的恐惧随即就会消失，人因此幸福圆满。您的人生也会幸福圆满的。"

演讲结束后，我在整理东西时，有个年轻女孩拿着手帕走近我说："柴田老师，我母亲最近因为癌症走完了50岁的人生。我母亲在医院工作，但她希望在家里度过最后的日子，最后她在家里走了。不过，我至今苦恼，因为妈妈最后很痛苦，她死前突然睁开眼睛盯着我看，然后才咽下最后一口气。我忘不了母亲那眼神，好痛苦。"

女孩子一面说，一面流泪。我拥抱着她说："其实你是把自己的痛苦，投射在了母亲的身上，母亲临终时看起来很苦，但其实并不是这样。人临终时，会释放出最多的内啡肽，最后张开眼睛看着你，是因为想再看一眼心爱的女儿。你的妈妈如今正微笑着守护你呢！你承继了妈妈的福分，要好好活着！"

女孩听了泣不成声，好一阵子才擦干眼泪，

微笑着道谢挥别。

另有一位患恐慌症的女孩，她已哭得双眼红肿，勉强挤出笑容走近我说："打从出生后，我就一直在与命运搏斗。漂亮的善终代表漂亮地活过，像我这种人也可以漂亮地活过吧？真欢喜！"

我不知道这个女孩曾遭遇什么苦难，谁也没办法替代她承担命运。凝望背着沉重包袱的女孩背影，我唯有在内心为她祈祷。

◎ 公立养老院应守护临终尊严

2006年通过并施行的针对公立养老院的临终加给政策（根据临终者接受特别看护的天数，拿临终者的保险金支付给养老院，当作补助），让在自己家临终变得更加困难。政府嘴上说鼓励大家在自己家临终，实际上具体政策恰恰相反。越是想在家过世的人，越是不可能在现有条件下实现愿望。

根据问卷调查结果，日本有八成的人希望在自己家里临终。实际的统计结果显示，有八成的人是在自己家以外的医疗机构里亡故的，我认为临终加给政策促成了这一结果。如今，由于政策与人心相违，在自己家里死去基本上是个梦，很难实现。

人在公立养老院中离世，养老院依护理天数可以拿到补助。但据我个人听到的消息，其实多数老人，包括院长本人，都表示更想在自己家里过世。

然而，一住进养老院，即被政策框住，想回家善终根本不可能。

医生长尾和宏表示，自从施行临终加给政策后，只要老人有一点状况，看护就会紧张，立刻打电话给医生。对看护而言，他们只是在执行这个政策，他们没受过临终守护的培训，突然叫他们守护，当然会感到不安，不能胜任。

幸福善终的先决条件不在场所，而在守护人

人都有一死，关于临终的教育应该普及。

也许在自己家里死去不容易实现，但我们至少要为在公立养老院或医院里的善终铺好路。

我在前面提到，人于自家临终并不等于幸福善终；幸福善终的先决条件，不在场所，而在守护人。

家里有亲爱的家人，又充满了回忆，当然会想要在家里临终。

介护度（日本的一项医疗制度，用以评估长期照护需求度）达四至五的人，按政策规定应该被送进养老院。根据我在米子的工作经验，这样的老人其实更想留在家里，但养老院为了争取补助，纷纷引入临终者。

我们明白家属负担沉重。为了减轻家属的负

担，我们在地方上成立了天使团队，然而这个义工活动并不容易（有关这方面问题的思考，请参阅第4章）。

年轻时我在养老院里看到，老人们身体一旦恶化，就会被送到医院。住进养老院的人，随着年岁增长，介护度升至四或五，大家都对内心的希望绝口不提，为了不给子孙添麻烦，老人们已放弃回家的渴望。这些人几乎都在医院或养老院里死去。

临终时如此孤单、恐怖，那人究竟为了什么而活着？

回家原本是所有人的期望，我们应创造一个守护临终尊严的社会。

如果现在不推动守护临终尊严，我们的子孙看到双亲、祖父母临终前的凄凉场景，会认为自己也会如此悲惨地死去。这种情况如果一直持续下去，只会让"活着"变成年轻人的悲剧。

平时，家人回家时会互相问候"我回来了""你到家了呀"，人生大功告成时，我们也应该像这样互相问候。回到家就会有这样一句问候，在养老院或医院里，我们不会这样问候，对吧？奋斗一生的老人们，最后都希望让家人接回家，然后踏上归途。

◎ 老人有家却回不去的悲哀

天使团队意在支持在自己家中接受照护的临终者，我们会派义工到他们家里。有一位90多岁的女性，当时已经做了胃造瘘，我们去拜访她时，家里温情满溢。女儿不仅细心照料，还一直说"母亲是我的宝贝"。真是很棒的女儿。这位女儿的孝顺值得年轻人学习。现代人只追求速度及效率，我们的社会因而变得冷漠。

事实上，婴儿潮世代曾带动经济的发展，现在有了余裕，照理说应该得到最好的照顾。他们回去时，应该对他们说一声："您到家了！"

最近，我到公立养老院探望一位老人家，问他："有什么想做的事吗？"他说："想回家！"于是我带他回了家。他一进门，先到祖先牌位前合掌哭了起来。

我认为养老院应安排老人定期回家，如果人住进养老院后就回不了家，那真不得不感慨我们国家好穷啊！老人住进养老院后，家属就急着想变卖他的房产，甚至是为了让老人住进养老院不得不卖房子。如此这般，不叫穷国家还能叫什么呢？每个月带老人回家一次，算基本的人伦吧？

住进养老院后，连开口说"想回家"都是奢求

日本人习惯早晚对祖先牌位礼拜。我们家也有祖先牌位，我总是与儿孙们一起礼拜。住在养老院的老人家虽然不愁衣食，还有24小时的空调

吹，但最重要的心被忽视了。我愿能实现那"回家"的寻常自由。

实际上，住进养老院的人根本开不了口说想一个月回家一次，因为回家后，没人帮他换尿布，坐着轮椅也行动不便。就算养老院里有人听他说，也没人能帮得了。

下面是我在离岛从事善终守护的真实事例。贞子从本岛医院被转到"平安之家"，我第一次扶她入浴时，贞子在走廊上就把衣服全脱掉了。我吓了一跳，连忙把衣服捡起说："我们到浴室再脱吧，在走廊就脱，会被人家看见啦。"

她的回答更令我吃惊："是吗？可以在浴室脱衣服啊？真好！本岛医院都跟我们说，在床上就要把衣服脱光，身上只留一条毛巾，才能去浴室。从病房到浴室会遇到很多人，真觉得羞耻！"

住院期间，贞子为了度过难熬的日子，只好

装成失智老人，不跟任何人说话。贞子表示，若不把心先搁在别处，根本保不住完整的自己。

听她这么一说，我难过地把她拥在怀里。

受照护人无时无刻不处于被动的悲哀中，但这个事实被视而不见！

特　辑

　　从事照护工作的年轻男士佐藤先生，是我们天使团队的成员，我们请佐藤先生谈谈他的工作体验，并说说他每天感受到的问题。

你在照护的工作现场，有没有感觉矛盾的地方？

最令我感到困惑的，就是在养老院里的老人，并没有按照各自满意的步调、想法而生活的自由。事实上，入住的老人无论是在房间里睡觉，还是到外面走走，这一切日常行动都是职员们在做决定。

例如，当天来上班的职员人手不足时，就会限制老人不准外出。

相反，职员人数多的日子，不管想不想去，老人都会被带去参加娱乐活动或去洗澡等。

无法自行进食的人，职员会以营养及健康管理为理由，强行喂食。老人想吃什么、吃多少，根本无关紧要。

洗澡则像在与时间赛跑，接二连三地被赶进浴室，完全不在乎这个人现在想不想洗。基本上不可能让老人放松下来，真正享受沐浴时间。

　　一天24小时，一律统一时间更换尿布，共计5次左右。有些人可在护理人员的帮助下自己去上厕所，这样也能减少尿布的消耗。然而，统一管理最省时省力，因此职员会劝老人使用尿布。这种事不能公开说，我只知道自己所在养老院的事，其他护理机构应该也有同样的状况，就算他们有心要改善，现实与理想的差距也还是很大。

　　老人是我们人生的前辈，养老院若是对他们持管理的态度，基本上就搞错了。不要误信入住养老院就安心了。许多养老院人手不足，不少老人被弃置不管。

现实与理想矛盾的状况下，
作为一名照护人员，内心会不会有挣扎？

　　很挣扎啊！我在养老院只做了一年，发现自己变得自暴自弃，看多了，感情都麻痹了。所谓的尊严，不过是书面词汇，我其实更像在做没有尊严的工作。弃置不管其实就是虐待，已违背所谓守护、尊严的理念。

其实，与其批评职员人数不足、政策及法律有问题，还不如先检讨照护人员的态度及想法。他们对老人的态度真的有问题。

在现实中，我们重复讲尊严，每次有老人走，就有家属用到这个词。但在遇到一直实践着提供有尊严的善终守护的柴田老师之前，我对我的工作总是充满罪恶感。但我现在不能没有这份工作，只能用各种理由说服自己，在每一天的工作中挣扎着。

认识柴田老师后，
你的生死观或人生观有没有什么变化？

由于工作对象为老人，与生老病死问题直接相关，难免让我想很多，但在对待死亡与老人的问题上，我一直想得很肤浅。我对此一直抱有疑问，遇到柴田老师后，这些疑问一扫而空。

我明白了"死并不可怕"。丰富的人生并不靠金钱，特别是听到柴田老师过去在麦当劳工作时收入丰厚、生活却陷入悲惨的故事，更加明白了这个道理。

我憧憬着像柴田老师一样，注意细节礼仪，有端正的生活方式；对于所爱的人，真的要从日常生活中着手。我立志学习柴田老师那样的守护方式，将来成为传承这项事业的人。

从前我不懂得如何与老人家相处，认识柴田老师后，她告诉我不要滥用同情。受到柴田老师的启发，我觉得我一定也可以帮助人、贡献社会。这一点我真的感谢她。

佐藤，你今后的理想是什么？

我自期成为善终文化的传人。

我现在供职的养老院，连我自己都不敢住，更不会想让家人住进去。那不是人住的地方，但为了有一份工作，我只好继续忍耐。

对待老人家的方式，就跟我目前的职业一样，不能这样继续下去。

一定也有许多人这样想吧。

那要怎么办？

首先就是让他们去听柴田老师的演讲，读她的书。我们应该从发现问题的人那里着手，这些人如果因此变得能够承担责任又能表达想法，我们的社会就会变得丰富。

| 第 4 章 |

为幸福的死做准备

死的方式展现了一个人的人生观。

任何人都可以学习善终守护，

人活着就该为死做准备。

我曾在护理短期大学担任善终学讲师，

不是站在医护人员的专业立场，

而是从家属的角度看问题，

就日常生活提供一些建议。

简单地说，善终守护就是，

为平安、幸福地死去所做的准备。

◎ 60岁后必须为死做准备

若问人生要怎么落幕，多数人都希望健康地活着，健康地死去。然而，无论有多健康，人死前一定需要他人照顾，就算健康的人，走后仍需要有人帮忙处理后事。

一般人大约很难想象自己人生谢幕，那是因为大家连"死人无法自己爬进棺材，活人就算自己进了棺材也死不了"这么简单的道理，都没认真思考过。

有一次，两位70多岁的女性来找我商量，她们是独居的邻居。其中一位对另一位说："我可以守护你临终吗？"对方吃惊地答道："啊？我跟你又不是那种关系……"彼此默契不够，双方无法再继续对话。

很多人都觉得可以一个人去死。其实一个人不但活不了，也死不了。活人就算走进棺材也死不了，从没人独自走进火葬场去死。听起来像是笑话，但我是认真的。到了一定年纪的人，应认真面对死亡，好好安排自己的后事，以免给别人带来麻烦。

死这件事一定要事先做准备。

首先是与信赖的人沟通交流，打电话安排，想善终，到时要拜托谁来守护，期望怎样守护。最好连细节都写好。

这些预备工作远比祈求"健健康康地快速好死"来得切实。

今后，相关问题会越来越多，我们善终守护

师提供从终末期治疗到入殓之前的所有服务。

◎ 我的临终备忘笔记

我有一本临终备忘笔记，上面写着自己希望的临终细节。虽是白纸黑字，但也未必有用，临终时，家属还是会优先考虑医院的意见，或根据医院的安排来，因此，还必须事先与家人协商好。

我与家人有过数度讨论，我希望人生最后的两周能在自己家中度过，他们同意了；另外，放弃延命抢救一事也得到了家人的同意。我若失智，女儿说会把我送去养老院，但最后两周会让我回家，她愿意在家守护我到最后。女儿还说不把我的骨灰埋进墓园。她是一名按摩师，她说要用小瓶子装我的骨灰，这样搬到哪里都可以带在身边，也可以为我摆上小小的牌位。等到她死了，那就倒掉我的骨灰，换装进她自己的，轻便的小瓶子孩子们容易携带。

女儿的想法我大部分都能接受。目前，我与女儿同住。女儿现在住在米子，将来说不定会搬到埼玉县，也可能会去美国定居，所以她说不把我的骨灰埋在墓园。

我自己本身在中元节、过年期间一定会去双亲墓园扫墓，若跟着女儿去美国，这些都不能做了，所以我的骨灰不入墓园，也是方便的做法。我明白以女儿一人之力，不太可能照顾我临终，因此，我在临终备忘笔记里写下了自己指定的善终守护师的名字，同时投保了生前给付的终身保险。在我被宣告来日不长时，我想把这笔保险金投入善终守护之用，保障余下的日常生活。

首要重点是不接受延命治疗

我的临终备忘笔记里有几项重点：第一，不接受延命治疗；第二，女儿不希望我死后没有骨灰，所以我不献大体，也不捐赠器官。我个人名下没有财产，所以没有财产继承问题。另外，我还写了葬礼、告别式、牌位、骨灰等需要处理的细节。

我说我死了会变成太阳，孙子说那么他要变成星星。听到孙子的愿望，我觉得自己死后好像还会挺忙。

另外，我想办个婚礼那样的生前告别式，我想穿着结婚礼服让儿孙把我推出场。

这样的告别式，是不是很棒？

为"死"做好准备，才能让临终者及送行人都幸福

人一到60岁，就必须为自己的死亡负起责任，说自己可以路倒而死，说自己有个儿子可依靠等，其实都是不负责任的玩笑话。

我希望大家对死有更具体的想法，也就是从生活的角度来安排善终并采取行动。如果诸位正

在思考自己的死亡，那么天使团队就是必要的后援部队。

死说起来简单，但实际非常复杂。一名独居者若想善终，没10个以上的人手帮忙，恐怕很难实现，只能在医院里孤独死去。

有位50多岁患癌的男士，死前四天突然对女友说："我要回家。"女友于是带他回到他的住处，一个人守护他到最后。这位男士从前就一直强调要女友为他守护，女友为了爱信守承诺，但这除了爱，还需要不断与其家属磨合协商，十分不容易。

请为死做好准备，这是为了让踏上归途的人和送行人都幸福，圆满无悔。远足时若没带好便当，怎么会愉快？准备好便当才会有个美好的远足。死与远足一样，事前准备很重要。

◎ 善终守护只是回归原本的生活习俗

　　"只能死在医院"的说法能成立，原因之一就是多数人认为死是忌讳。为了打破这个错误观念，我们应该让死贴近生活，建立幸福离去的价值观，改变人们对生死的看法。

　　我把守护的智慧称作善终学，善终学其实就是教人在活着时就学习与死有关的事，也就是生死观。人对死的认知若发生改变，就不会再恐惧死亡，不觉得需要避讳。对死的看法会从根本上改变，死亡因而成为令人感动的事。其实这不难，正确看待死亡是人人都必须要有的人生观。不久的从前，人们还习惯在自己家里往生，当时人的生活里就包含死亡的文化。现在，人们把这种文化全丢弃了。我提倡的善终守护，就是想恢复原本日常生活中的死亡文化。

日本的饮食文化不知从什么时候开始，从米饭变成了面包。就像重新提倡米饭文化一般，我主张传统死亡文化的复兴。死其实是人生的一部分，现在连我们所爱的人过世，多数人都会觉得恐怖。给我们这么多爱的人归去时，我们有必要害怕吗？

我父亲当时被医生宣告只剩3个月的生命，之后被带回家中疗养。父亲逝世后不久，我94岁的祖父也走了。父亲去世后，祖父的身体日渐衰弱，成天瘫卧在床。当时还在上学的我总觉得祖父真好睡，回家都看他在睡觉。母亲看情况不对，就请医生来出诊。祖父后来成了植物人，医生用大针头打入他大腿静脉，为他吊上大瓶点滴。母亲为他换尿布时，我会帮忙，附近的姑姑、婶婶和同村的人都会一起来帮忙照顾。

祖父和父亲死时，村里的乡亲都来送行，这种情形在当时很平常，但现代人已很难想象这样的人情。我父亲死前对我说，不用太担心，人往生去另一个世界时，不过是脱掉现世的肉身罢了。

◎　死亡是第二次诞生

我很想问：为什么会害怕没了呼吸的死人呢？今后再也见不到的亲人，为何不趁遗体还在，感受他的温度呢？例如，即使有家暴倾向的丈夫，当他快死时，也不再暴力了，所谓人之将死，其言也善，还有什么好怕的？

护士一个人值大夜班时，若刚好有人往生，常会觉得可怕，不敢前去守护，那是因为被脑子里的恐惧困住了。其实人刚死时还有体温，应再度拥抱亡者，为其送行。

恐惧本身就是自我设限。护士及从事护理工作的人，若是即刻决断，并开始行动，便能翻过那道恐惧的墙。若一直对死远观，那可能会有点怕它，但若我们用手去触摸，心里念着死去的是我们向来以爱照护的人，那自我设限的高墙瞬间就会消失。

现在，特别是年轻人，总认为出生时在医院，死时也应该在医院。事实并非如此。有生就有死，出生是人的第一次诞生，死亡则是人的第二次诞生。

北海道大学的咖啡厅外，樱花纷飞，一地嫣红。我和朋友介绍的年轻女性惠子约着见了面。我们选择了露天的座席。她先生不久前离开人世了，她说无论如何想见我一面。

惠子一坐下来就哭了：我先生一直到死前都很勇敢，如今我仍希望感受到我先生的存在，一想到他我就泪流不止……

"要怎样，才能感受到我先生？"

我跟她说："你先生的身体不存在了，但他的心及灵魂就在你身边，你只要相信，就可以感受到。"

原本我只预定跟她谈十分钟，但刚好接下来的约会取消了，所以就跟她谈了约一个小时。我跟惠子说，大概是你先生要我多听听你说话，所以给了我们机会。

我跟惠子说，跟生前一样与你的先生说话，就像他还在世一样跟他坐着喝茶。

听说她先生临走前，曾对她说"我会一直守在你身旁"。惠子能感受到他的守护。

她突然有所顿悟地说："我有一位丧夫的朋友，她丈夫走时，还很小的儿子曾对她说，爸爸还在守护我呢！"

惠子说这话时，一片樱花花瓣刚好落到她的红色茶杯里，那时她脸上的表情变得动人，我们被怡人的微风环抱着。一小时的谈话结束时，我觉得自己被她温柔又充满包容力的笑容给鼓舞了。

惠子的先生很年轻，他把所有事都准备好了才走，葬礼、墓园等都是他自己定好的。这次与惠子相逢，她的事再度告诉我，"人接受死亡时，归去的瞬间一身轻松"。

◎ 消除对死亡的恐惧的内观法

内观法历史悠久。20世纪40年代由吉本伊信提出的内观法，原本是源自净土真宗的身心调养的修行。吉本内观法删减了苦行，强调客观观察自己的内心，探索自己，解脱烦恼，自我疗愈。这种内观法主张把自己自出生以来，与关系最深的父母（特别是母亲）之间的关系，和日常生活及人生事件，以内观法一一回溯观想。

他们为我做了什么？我又回报了什么？我做了什么让他们忧劳操心？以这三点为主，依不同年份内观自省，每一个半小时报告一次内观结果。

我把内观法当作善终学的一环，内观可让我们从对死亡的恐惧中解脱，认识到死亡就是人的回归。

失智老人忘失所有，其实这就是没有了对死的恐惧不安，让人得以回归自然状态。人出生时什么也不懂，临死前也变得懵懂。这是在为生死切换前脑海里的"忘却"做准备。

想着母亲的恩慈，想象自己在母胎内的状态，这是潜入内在自省的作业，几乎每个有过内观体验的人都会哭泣。眼泪有净化作用，这时若没有掉泪，心灵大约也难以清净。流泪后，心灵的伤痕污垢才会脱落。

二十几年前，我开始认识内观。当时我在福冈开餐厅，每天都带着笑容招呼客人，但内心日日都彷徨于痛苦迷惑中。当时我先生被医生宣告好不了了，我一边照顾餐厅，一边还要到医院探病，每天拼命苦撑着，经常在开往医院的车上暗自垂泪。

就在那时候，我接触到了观察内在、化解心理问题的内观法。第一次研修期需要一周，长时间休假对我而言根本不可能，但我毅然把店交给了同事，出发前往研修所，或许那时我的心因为渴望而更加开放、勇敢吧！

安静的研修所里仅1平方米的小空间，即是每位学员一周的生活空间。老实说，第一天我就开始怀疑停下工作还要缴学费来参加研修是不是值得，也有点后悔，心想明天就打包回家吧，想着想着，不知不觉睡着了。

怎知第二天过了中午，我感觉回到了小学五年级的雪夜，母亲紧紧抱着因哮喘发作而痛苦不已的我，泪流满面。窗外下着雪，母亲抱着我，一直在为我祈祷。母亲的面容历历在目，还能感受到母亲的温度，顿时我泪如泉涌。为了不干扰其他学员，我用手帕努力压住呜咽声。

当时没有现在的暖气，为了孩子能存活，母亲熬过了何等酷寒？母亲的眼泪掉落在我脸颊上，像宝石般闪闪发光。见到那光彩时，也是我感受到生命尊严的一刻。母亲无私的爱包覆着我，那时我的心也被平安及幸福充满。那次体验之后，沉睡在心灵深处、父母送给我的爱的礼物每浮现于眼前一次，我就会哭一回。

到离岛工作后，我都快要忘记内观了。经历了守护母亲善终，我才惊觉，拥抱着母亲为她送行的过程，竟然与内观体验一样。当时，我立刻与内观老师甲斐高士联络。甲斐老师开心地对我说："你在拓展善终守护的同时，也要记得推广内观法。"后来，我邀请甲斐老师来岛上，再次学习内观法。

其后，我创立了善终守护师这个职业，至今仍把内观当成推广工作的一部分。一位来参加研修的61岁女性表示无法打从心里感谢双亲，她一直恨着父母。这位女性觉得这样下去自己无法获得幸福，也对不起最爱的女儿，所以来参加研修。第三天，她泪流满面地写信向父亲致歉。信里有这么一段：

"父亲从关东来到北海道，为了向我道歉，我却冷淡以对。因为愤怒，我毫不在乎父亲当时的心情，直到您离开人世，我的愤怒依然没有消失。我现在要向您表达我的感恩，如果您如今还健在，我想跟您道谢，我其实很想念您。

"与您别离这么久，我寂寞又悲伤，现在我参加了内观研修，终于可以用幸福的心情面对人生。父亲，我会去探望您的，但请再等一下。"

◎ **抱着母亲送别**

我一直强调死并不恐怖，家属要守护临终者，这是基于我个人的体验。我深深记得母亲为祖父做善终守护，为老人家换尿布、擦洗身体。因此，当换成我来照顾母亲时，一切都理所当然。当时母亲若没做给我看，说不定我就不会想去照顾母亲了。我们就是为了像母亲一样，要为大家做"范本"，才从事这项工作。

母亲临走前，我拿出所有积蓄准备成立"平安之家"。母亲光听到我要在缺乏医疗设备的离岛住下来就已经不赞成了，听到我的事业规划后，她更是惊讶得无法言语。但最后她用深邃的笑容对我说："说真的，我本来想你可以留在本岛，但这一次我认了。如果有一天，我寿终的时间到了，千万不要做延命抢救，我要自然死，盼望到时你可以回来为我善终。你不是长女，我也不能强求你，而且今后你还要去离岛。唉！妈妈我活到这把年纪，想到死还挺恐怖的！"

我到离岛没多久，哥哥打电话来说，母亲因心力衰竭陷入昏迷。那时"平安之家"正在做开院准备，但我觉得为母亲做善终守护比什么都重要，于是决定让同事及预定入院的人多等一个月，立刻搭渡轮回到了本岛。

在赶赴母亲身旁的途中，我不断祈祷苍天让

母亲活下去。

　　我到医院后，刚查完房的主治医生说："你妈妈没时间了，现在不赶快做延命抢救就不行了。"我非常果决地回答："我母亲希望自然死，我会守护她。"医生随即说："那你是要来接她回家吗？"我恳求医生给我们一个小病房，他听完脸上出现了一个诧异的表情。拗不过我的央求，最后院方为我们腾出了一个小房间。

　　接下来的14天，即是属于我们母女的心灵旅程。我立刻在母亲的病床上方贴上纸条，提醒家人不要跟母亲说加油，而要说"没问题"，请她放心。接着我握着妈妈的手，环抱着她的肩膀，如常进行善终守护工作。

　　我去吃饭时，住在附近的哥哥、姐姐、外甥、侄儿都会来轮流握住母亲的手。像小时候让母亲握着我的小手般，现在换我握着母亲满布皱纹的手了。我拥抱着母亲时，想起母亲对我的爱，那是我内观时想起的一幕，我小学五年级哮喘发作痛苦不堪的那个雪夜，如今竟还能清晰地听见当时父亲与医生的细声对话。

"今夜是您女儿的大关卡，保重。"父亲听完对医生低头道谢。母亲抱着我哭泣说："小久，你要乖乖地睡在妈妈的臂弯中。"记得我跟母亲说："妈妈，没问题，我不难受了！"母亲好似没听见。翌日早晨，我从历劫归来的倦怠感中醒来，发现自己依然在母亲的怀里。就像当年被母亲抱着一般，我坐在病床上抱着母亲，守护着她。她的灵魂已飞到天花板上，往下看着我，对我说："没事，谢谢啦！"这么一想，我感到很欣慰。

我懂得用双手拥抱为人送终这件事，其实是源自母亲在我重病时给予我的爱；而且，妈妈告诉过我，所谓的爱，就是把自己有限的时间，献给人生中最重要的人。

母亲晚年行动不便，但她在我住院时，还会每天来医院看我，微笑着对我说："小久，我已经没东西可以送给你了，但还有很多对你的爱。妈妈爱你，你要赶快好起来。"

抱着已不能言语的母亲，不觉进入自己内在的心灵旅程，看见母亲无论多疲累，一定先为我们哺乳、换尿布的慈爱，也看见母亲拼命生下我时，那喜极而泣的场面。我不禁对妈妈说："妈妈，真是谢谢您生下了我！"那时，我第一次为自己的诞生欢喜不已！

◎ 进入"1亿人皆看护"的时代

看护保险制度已经实施。[1]我们自费请看护，

---

1 1997 年日本以德国的看护保险法为范本，研拟针对 65 岁以上高龄人士的看护保险制度，于 2000 年 4 月 1 日起开始实施。为防高龄群体抵制，先根据个人意愿选择性投保，随后改为义务性投保。由于保险费在年金收入中直接扣除，曾引起弱势群体的反对。——编者注

每小时费用大约是4 000日元。"给你4 000元，请你来帮我换尿布"，这样的制度不觉得奇怪吗？这也许是为了让所有人都得到平等的照护而采取的制度化救济。

身体健康的人，替即将先走一步的人换尿布，不行吗？难道不是看护就不能替人换尿布？

看到别人痛苦倒地，谁都会跑近想帮助他，那位倒地不起的人会说"我给你钱，请你帮我叫救护车"吗？看护保险制度实施后，上述不自然的事变成了理所当然。

上野千鹤子老师对我的说法不以为然，她说："不是这样，是看护保险制度施行后，大家都更方便地得到了照护，大家都觉得制度很棒。"

卧病的爷爷与大学生孙子同住，孙子出门上学前，父母叫他为老人家换个尿布，这不是很平常的事吗？

我提倡"1亿人皆看护"。然而，现行的看护

善终守护师　::

保险制度，并不是基于1亿人皆看护的理念，抱持"你不用看护亲人，交给专业人士为你服务就行"这样想法的人反而增加了。现在即使制度已经施行，但不想使用看护保险的大有人在。

有个老人拒绝使用看护保险，遗憾的是他临终时真惨。社会福利单位来电找我，我赶到那个人家里，他问："你无偿为人守护，难不成是宗教人士？"后来，我请男性守护师去守护他，但他因为与对方的习性不合而拒绝了，不得已还是请社会福利单位派人去照护。

后来那个人死了很久才被发现，警察打电话给我说："你的名片出现在遗体旁，这是怎么一回事？"

遗体已发腐，电也被停掉了。真不知他为何握着我的名片而死。这是现代日本孤独死的常例，老人被社会遗弃了。

他生前曾对我说喜欢古典音乐，收藏的乐曲

专辑多到令人折服。他一个人过日子，临走时，没有一个人在身边。说真的，我们是无法一个人出生，也无法一个人死去的。

在人生最后的日子，他拒我们于门外。人死后绝对不能变成他人的麻烦，正因此大家一定要事先做好准备，把互相扶持的社会关系找回来。

◎ 引导幸福归路的天使团队

前面曾数度提到天使团队，这里我来介绍一下他们的工作。

为了让人能在自家平安地迎接死亡，义工性质的天使团队是有必要的。相较于像家一样的"平安之家"，天使团队则比较像一个紧急避难所。

为方便起见，所有被派到临终者家里去服务的义工天使都从自家出发。米子的天使团队成员，接到请求时，会协调可以出勤的义工，并不是全员行动。

服务一名临终者大约需要10名义工天使，依情况不同，有时只会派5个人。同一个对象，我们会固定派同一组人。临终者的家属状况各不相同。家里平常只有一个人，想出去透透气或买东西都走不开，而体制内的居家看护服务时间太短，因此会拜托我们的义工协助。

本来天使团队只服务临终者，但实际上也参与失智老人的照护，甚至有时连普通病人的照护工作都做。一般每月能使用的看护保险额度是35万日元，一天上限为6次，每次30分钟。

根据我的经验，6次太少了。

看护保险有时间限制。日本厚生劳动省虽提出24小时不间断照护，但几乎没有照护机构在夜间运营，巡回照护形同虚设。此外，超过看护保险次数上限的人另外加请看护，一小时是4 000日元。即使一天只请一小时，一个月的花费就是

12万。这样的开销给家属带来了沉重的经济负担，只好放弃在家照护，把老人送进养老院。

对使用看护保险依然得不到充分照顾的人，天使团队只收取车马费。经过几年的发展，目前我们有384名善终守护师，天使团队在全日本有412个分支，义工人数将近3 000名，各分支有自己的负责人和运营方法。

我们来看三个天使团队服务的例子。

喜代婆婆如愿回家

有人给"平安之家"打来一通电话："我妈妈想从医院出院回家，可以派人来帮忙吗？"于是我们先到医院探望临终者的状况。

94岁的喜代婆婆在病床上欣喜地看着我，初次见面她就紧握着我的手说："我想回家。我寂寞。你在我这里睡！"她邀我上她的床铺，就这三句话，反复说着。

老人家这样说，唤起了我送她回家的使命感，我其实都还没做什么准备，只是一心想送给她人生最后1%的幸福。从那天起，我四处征寻该地区的义工天使，结果出院当天，一下来了12名。

义工的工作内容，只是陪伴在身旁，握着她的手，守护她。义工天使总是会为不相识的人迅速集结，热情地献上自己的时间，这是我没有预料到的。

在12名义工天使的帮助下，老人回到了自己家。喜代婆婆与儿子住在一起，儿子需要上班，在天使团队的帮助下，她与儿子一起度过了最后的日子。

喜代的儿子后来感谢我，说最后能让母亲回家简直就像在做梦。白天义工们帮忙照护母亲，他可以不用太操心，实现了能照常上班并在自家照顾老母最后日子的愿望。

为独居的节子提供晚餐

64岁独居的节子,刚出院回家,需要换尿布,来电请天使团队去帮忙,解除她一个人过日子的不安。

当天,义工到她家讨论后,建议使用日间照护服务。然而,日间照护耗时较长,这么一来就没了提供晚餐的照护时间。没想到我们的话题引起了她更大的不安,节子居然哭了起来,坚决不进养老院。节子沉重的心情让我们语塞,后来,我们决定为节子提供晚餐照护服务。

与节子虽是初次谋面,但她不安的眼神直接印刻在了我心里,回到家后更让我为她泪流不止。直觉"这个人就是我",我们决定要照护她,贴心温柔地支持她到最后。

照子用敬语道谢

97岁的照子已进入终末期治疗，她残疾的儿子坐在母亲房间外等候我。儿子说他与母亲感情不好，直到最近母亲陷入弥留，关系才好转。他成天坐在母亲床边的椅子上。

当时，照子已进入生命的最后阶段，她第一次见面就微笑着看我，也把身体交给了我。

我握住她的手，脸颊贴近她，缓缓地与她的呼吸节奏合一。我用手擦抚照子水肿的脚，双手恰似触摸到超然的力量一般，整个灵魂都为之喜悦，死的降临是神圣又庄严的。

照子握着我的手，不断用敬语向我道谢，过了很长时间，房间里弥漫着清爽的气氛，我想起父亲与我永别的时刻，透过纸门的亮光，照子的脸上都是光芒。

在天使团队出动服务的第20天，照子在义工及家属的守护下安详辞世。

| 第 5 章 |

与 医 界 对 话

这里要介绍两位我敬爱的朋友，

长尾诊所所长、知名作家长尾和宏，

以及心身医学专科医生岩田千佳。

长尾诊所除了接收普通患者，

也为无法到诊所治疗的病患提供居家照护支持等

综合性服务，

即所谓的家庭疗养支持诊所，

自成立以来，已守护过近千名患者在家平稳临终。

岩田医生目前致力于融合医疗这个新领域，

她总是慷慨地与同人分享新的知识与技术。

岩田医生关心我们"平安之家"的活动，

当我遭遇困难时，她常给我温暖的建议。

感谢他们，

在现场从事善终守护工作的我把他们视为老师，

也视为同志。

◎ 与长尾和宏医生谈"平稳死"

请长尾医生谈一谈
您照顾临终患者的缘起

柴田女士写过一本《请不要死》，若有人指着我的鼻子说"请不要死"，我的脑子里会冒出很多往事。

我的亲友有好几位都是自杀而死，父亲就是自杀亡故的。所以，"请不要死"正是我想呼吁的，换句话说就是"请不要自杀"。

父亲的自杀让我更加坚信人不可以自杀。我的亲身经历，让我知道作为遗孤终生被"自杀恐惧"纠缠的感觉。有亲人自杀的人，精神力量看似比别人强大，但其实有部分是怪异扭曲的。

从东京医科大学毕业后，我进入大阪大学医院第二内科，在那里做了两年研修医生后，转到大阪某个犹如野战医院的急诊医院工作。我在那里几乎每天看诊的对象都是临终者，每天都被死亡追着跑。那是我自己的选择，但当时忙得令我想逃。

两年下来，我回家过夜也就五六次，几乎以医院为家。某日夜晚，我累得想逃，竟在值班时间企图自杀。如今回想起来，当时真是年轻冲动。翌日，被副院长叫到办公室痛骂："你昨天晚上做了什么？大笨蛋！"真是骂得好。好在我后来努力工作，总算完成实习研修，之后回到大阪大学医院工作了5年，又到市立芦屋医院担任住院医生4年。

我在芦屋医院工作期间遇到了阪神大地震，那时我在那里看到的不是病人，而是健康的人的遗体。我生平第一次看到幼儿的遗体，从那时候开始，我发现我"想死还太早了点"。

担任住院医生第十年的某个晚上，有位我主治的癌症晚期病患从医院顶楼跳楼自杀。那位病患曾拜托我让他停止治疗回家，而我断然说不能停也不许回家。清晨为这位病患解剖验尸时，我一直反省，是我杀了他，真的对不起。

这个事件改变了我的观念，我因此决定离开医院，并从此与抗癌药斗争，曾长期在《朝日新闻》医药版连载专栏《停止抗癌药之时机》。

在医院临终的人，病得下不了床，在家人及医护人员守护下踏上归途。这样也没什么不好，但总觉得有点可惜。反正人都要死了，若不做点自己想做的事，实在可惜。人要走了，总有些渴望，诸如唱自己喜欢的歌、和老朋友见面、与亲爱的人一起大吃大喝。

总之，没玩个痛快就死了，实在可惜！

死，是人人都持有的以生命做交换的"最后王牌"，人拿着这张王牌时，做什么大多都能被允许。

我要说的是，"死"应该更自由，我的用词也许有点偏激，但就是想呼吁大家，人生最后一刻，何不更任性地做自己呢？或许，日本社会普遍压抑个人主张，但别错过临终唯一的时机。开完派对再死也不迟！

◎ "死"应该浮华地用自由奔放的方式处理

是啊，告别式办得像婚礼最好！

人死前一个月，办个派对吧！把储蓄拿出来

挥霍一下，这样对恢复经济景气多少也有点刺激作用。到2025年时，日本将进入每年有约160万人死亡的时代，但现在很多人都不举行葬礼及告别式，因为现在有的孩子贪财，认为父母的葬礼会花掉自己继承到的遗产，所以，老人家要为自己举行生前告别式，而且最好用派对的方式。

我诊所每年的忘年会跟普通的忘年会有点不一样。感觉自己已见不到来年樱花的患者，是我们特别邀请的对象。我们职员及护士都一起在饭店内狂欢。

普通患者参加我们的忘年会，可能会被惊吓到不敢再来看诊，甚至会说"到这种疯狂诊所看病真要命"；相反，对来日无多的患者而言，他们会觉得："这些医护人员还不错嘛！"

我们想让临终者在死前从心底大笑出来。我会指示职员说："谁都可以啦，谁快死了，把那人叫来！"我会为快死的人唱歌献舞，甚至告诉

善终守护师

他："你就在这里笑死吧！"万一真有患者在忘年会上死去，我觉得那也算死得其所。

其实，不只忘年会狂宴，我们在樱花盛开的春天、平安夜，都会卖力地为即将离世的患者载歌载舞。患者看到为自己做临终守护的人，很感动！

不会啦，我可以理解，不觉得您疯狂

我总觉得，现代的日本人对死的想象力太过于贫乏。比如，高龄者若有 1 000 万日元的积蓄，人都快死了，拿个500万出来请大家吃喝庆祝一番，让别人把自己推到舞台的正中央，在病床上跟来宾与医护人员挥手说："亲爱的诸位，请痛快地吃吧，今天我请客！"这样不是挺美妙的吗？

或者也可以捐给地方上很努力的公益组织，这样做不是比把钱留给不孝的子女更好吗？总之，人要全然接纳死，才能放下，安心死去。

人生一场，有各种人情道义、社会责任需

要有人来继承，何妨多多举办前面所说的这类宴会，让临终者在宴会上请医护人员帮忙表明个人遗嘱，提出尊严死的权利主张，用白纸黑字拒绝无谓的延命治疗。

死后花钱搞葬礼，还不如趁活着，在饭店为自己举办一场豪华宴会。

在举行生前告别宴时
死掉是最美好的吧！

想说的话，趁人家还活着就快说，等人都死了才道谢，岂不是太迟了？居家医生的工作包括推估临终时间，事后亲友们因为见过临终者，也为之落泪过，会更能接受死别的事实。人死了就笑不出来了，正因此，我觉得"死"应该浮华地演出来，用自由奔放的方式处理。

一般人好像都不大思考死亡，不对，应该说完全没思考就死了。我平均每周会送走一到两个人，每次望着死去的人都暗自感叹：他本人不知道，其实自己早就已经死了。多数人都在"总不会轮到我吧"的迷惘中死去。或许，人的死本来就如此。我认为临终计划就是办个临终宴会，简称为终宴。最好是死前一个星期举办生前告别式，本人跟大家直接致谢道别。关于还能活多久或有错估，但错估就错估，不要紧，医生也只能说声抱歉。

临终守护不需要医生，但终末期治疗仍需由医生来做，病人亡故后医生会写死亡证明书。基于上述两点理由，这个世界还需要医生。为了不引起误会，在此要特别说明的是，就如《医生法》第二十条保障的，当人咽下最后一口气时，并不一定需要医生在场。

◎ 在日本，"尊严死"与 "安乐死"是不一样的

您对死的见解，是非常阳刚的

我听了很多对死的看法，但我不明白自己是否跟多数人一样。很多人都是自己提前选定墓园，我至少也要做到这些。遗嘱、遗书等，都应该趁早写好。

我年轻时好想患癌去世，曾是个暴走族的我，也想过骑摩托车出车祸而死。后来又想，其实倒在路上死去也不错。至于现在，我每天都面对着过劳死的风险，过劳死也算慢性自杀。

有些国家准许知道自己患上末期疾病快死的人，向医生取得死的处方，这其实也算自杀的一种。这么一说，感觉自杀也变得颇具多样性。不过奉劝大家，健康的人绝对不要从大楼上跳下来啊！

我也在博客里写过，在日本发起过针对自杀

的公民运动。美国的俄勒冈州、华盛顿州、佛蒙特州、蒙大拿州、新墨西哥州等，已允许由医生实施自杀帮助。这种做法在日本会被认定为杀人罪。

医生对死期将至的人，施予致死药物，在欧美被称为尊严死。欧美人士说的尊严死，其实就是日本人说的安乐死，这在日本可是毫无疑问的杀人罪，大家用词上要小心。

日本人说的尊严死与欧美的尊严死，概念上完全不一样。日本人说的尊严死，指的是自然死或平稳死。欧美社会所谓的尊严死，指的是对还有半年生命的人施予致死药方。

日本的尊严死与安乐死是不一样的概念，尽管我是日本尊严死协会副理事长，但我依然要努力许久才能解开日本社会对尊严死的误解。最近，大家不是在谈尊严死，就是在说安乐死，其实这两者都以自杀为前提。基督教禁止自杀，称自杀行为是对上帝的挑战。这些概念，其实还没有被好好讨论过。

　　我们要在这里谈一谈容易被误解的几个重点。日本所说的尊严死，指的是自然死或平稳死。然而，欧美社会认为人快死了，不必强制照护，吃不下也没关系，不用勉强，否则反而冒犯了人的尊严。

　　日本社会认为安乐死根本就是杀人的犯罪行为，例如医生会开镇静剂让患者安眠，日本国内认为镇静剂会缩短寿命，但我认为这只是浅层观点。欧美社会的态度则是，人都快死了，即使因注入镇静剂缩短了一点生命，也没什么大不了。

　　日本还没从这种浅层观点中解脱出来。其实，寿命本身并不固定，谁能确定是因为投用镇静剂而使寿命缩短了？我认为人最后怎么死，用什么词去定义都没什么意义。重要的是要让人笑着度过最后的阶段，这才是人该追求的尊严死。

善终守护师 ::

是啊，我也希望临终者最后都能含笑而归

有人问我对自杀的看法。

我希望加以预防。人想自杀时，就像是被什么东西附了身，这种自杀要加以预防。然而，认清死期已届的患者，所谓的自杀其实已经不叫自杀，而应该被划归为尊严死。我觉得日本应该像欧美社会一样，让人有更自由的选择空间。

希望大家听我这样说，不要产生误解。我们看一看允许安乐死的荷兰就知道，实际上每年安乐死的人数并不多，所有案例都在政府的管理和监督下，需经过医生审慎评估才能决定。通往安乐死的道路不像日本人想象的那么简单。在确立人权的前提下，经过医生及律师的多方讨论，坚守社会正义及人的尊严，安乐死才成立。日本只知道荷兰是个没有瘫痪卧床老人的国度，其实重点是他们认为死是人权的一部分，认为人最终拥

有死的自由。

◎ 人生最后应该含笑而别

死的自由确实是容易被误解的话题

说到这个话题就会有人曲解。只要一说尊严死，就会有人说："听长尾医生这么一说，好像日本要发生大屠杀了！"他们故意用我的话恐吓弱者，竟也有媒体跟着起哄。

还有些学者，竟然对我展开空前的攻击。他们发动重病患者、身心障碍人士等弱势群体，威胁我说："一旦尊严死通过，我们这种人是不是要被大屠杀？"

社会弱势群体本来就辛苦，那些学者竟然动员他们来对我放话，这种人罪孽深重。我们应该设法让弱势群体活得愉快，不该对他们洗脑。

我所说的话，可能是他们不愿面对的真相

吧!他们四处叫喊说:"长尾想对弱势群体实施安乐死,与纳粹没有两样,他想把重症患者及身心障碍人士都给杀了!"作为医生,谁想杀人?我何苦呢?

唉!我懒得与他们一般见识。我只是想让生命有限的人,尽情欢乐,享受应有的尊严。我只是说我该说的话。如果日本终末期医疗没做好,会让很多人死前活受罪。

我希望大家了解,我想说的只是:人生最后应该含笑而别。

我认为医院把即将死去的人绑在病床上"治疗",然后又用麻醉药让人入睡,这种过度治疗冒犯了人的尊严。日本这个国家公然允许以医疗之名侵害人权。我只好一直写书,我的书只是说出了日本医疗制度不愿面对的真相。

我想通过出版物,对日本终末期医疗体制激起哥白尼式的观念革命。很多医疗从业者不理解我想说的，他们表示对我的书没兴趣，就算这样，我依然要写下去。

然而，人的死法绝不止一种，依时间、场所不同，可以有好几种选择。所以，我只能慢慢地推进。从事延命治疗的医生有他们的立场，我们只能等待舆论风向改变，再来从事必要的观念革命。其实，生命伦理观念的变革，本来就又麻烦又花时间。

近藤诚出了一本《一定要用抗癌药吗》，引起广泛的讨论。近藤的论调颇极端（近藤主张癌症患者不应接受切除手术，应与癌共生），我发表了一篇文章《近藤氏的主张七分正确三分错》，其中内容在此省略。但我在想，近藤若读了这篇文章，一定会猜测长尾这家伙到底是敌是友。

◎ "死的权利"遭忽视是问题关键

您曾受到什么样的攻击？

说我写什么都立刻有回响，还不如说立刻"引发批评，然后变成大骚动"。特别是法律界与宗教界，我的言行举止总会惹火这两个团体。

有一年东京律师协会主办"尊严死法制化思考会"，找我去参加，而我也真的赴会了。我真是自找死路，因为他们正准备对我发动强势攻击。当着300多名律师的面，所谓的人权派学者指着我骂"杀人犯"，完全没讨论余地，不让我发言，那简直是为了把我贴上"杀人犯"标签的集会。真的太恶劣，以致隔天没一家电视台报道。

后来，我再度受到日本宗教联盟的辱骂。

我可是看过很多装着人工呼吸器的渐冻人、重症病人，还与他们一起赏过樱花、开过圣诞晚会，我是与他们一起活过来的医生。

我所写的平稳死，其实与上述身心障碍人士及重症患者无关，但那些团体故意用错误的信息误导病患，鼓动他们，占用他们宝贵的时间。与我们一起生活的重症患者、身心障碍人士当中，没有任何人这样指控过我。我的患者中也有不少来自日本尊严死协会的渐冻症患者。

我一谈尊严死，就有人故意博版面、抢镜头，高声抨击我。这些人自说自话，把我当成牺牲品，携手演热闹大戏，应该平衡报道的新闻媒体也为虎作伥。

1997年器官移植法通过时也是如此。法案通过这么久了，听说过谁因此被杀害了吗？有人说："长尾的说法若成真，那这世界会变得很难过。"这世界确实不好活，但他们那些人不是都还活着吗？他们说的是保障生存权，但问题是我们连死的权利都没有获得保障。这才是重点！

患者及他们的家属多被洗脑了，被找去参加

荒唐的"运动",我不会与那些弱势群体搞对立，倒希望他们因此可以玩得愉快。

有些人靠这个议题吃饭，以生存权之名模糊焦点。真正的问题关键是，死的权利遭到了忽视。

是啊，您在书里写得很清楚，说那些用语不过是祝福用语

我在书里写得很清楚，但他们说我在混淆视听，说"你们不要被长尾给骗了"，也有人渐渐发现自己被洗脑，但不知应相信哪一边。

我们谈的问题，基本上是公权力无法介入的领域，因为这是思想问题，有些人竟拿出奇怪的哲学、思想理论，公然进行不相干的讨论。

生死学或临床生死学，是要把死的各个层面都拿来讨论，法律也是如此，但那些自以为是的人连我跟他们讨论的余地都没有留。不管是言论还是思想，若没有多数人的支持，其实没意义。

我这一说，或许又有人要骂说"用多数表决杀死弱者"，我暂时不能讲太多。

至少，我的书获得了读者的支持，写书本身就带有意义。就算书有不周全之处，但能感受到人的意志，出版还是有意义的。

◎ 尊严死协会成立的1976年是个转折点

您曾说要走中庸之道，愿闻其详

刚才提到了近藤诚的极端言论，最近又有中村仁一写的《往生：想好死就不要相信医疗》，他是我尊敬的医生。从某个角度而言，他的这本书写得相当极端，因为只要极端，就有可能受欢迎。

然而，人若走得太极端，会导致很多处在医疗第一线的人陷入两难，像正在接受抗癌剂治疗的患者，还有支持他们的医护人员，正在做延命治疗的患者，我们也该为他们着想。这即是我所谓的：坚守立场，行中庸之道。

所以，这回我的书《做不做胃造瘘的选择》基本上就是采取中庸之道。《朝日新闻》上有我的文章连载，以病人接受抗癌药物治疗为前提，探讨停药时机。

有关平稳死的书，最近我出了《有关平稳死这种孝道》，终于完成了这个系列的三部曲出版。上述出版物全走中庸之道，尽可能不攻击特定对象，目的只是让读者认识多样性的价值，并从中得到启发。

虽然这么说，但我的动机其实来自愤怒。回想当年，我父亲因抑郁症住进医院，他不但没好转，最后还自杀了。现在的医疗甚至把失智老人强行关进精神病院。

我总觉得，我生来是为了解放被现代医疗制度囚禁的个人尊严。今后，我要用谁都能理解的幽默语汇，甚至用影像，继续表达我的意见；我也要去拍摄居家治疗患者的影像，当然要先征得患者的同意。我说再多都没用，影像的说服力强多了，也许我去做制片人之类的工作还比较容易成功。

对啊，我也有同感

为什么死这件事不能公开谈论？因为，自古以来在日本，死被视为忌讳，充斥着对这个议题展开讨论的阻碍。我也想去国会陈情，但到了现场一定会被骂"你这个杀人犯"。

全世界只有日本这个国家，把讨论这个议题视为禁忌。有很多国家甚至把它诉诸公投，法国持续在推进，被视为保守的德国及英国，也没有像日本这样搁置着不讨论。美国马萨诸塞州采取投票方式来决定尊严死法案是否可以通过。

"人命比地球还重"这话听着很好听，说的

人感觉心情也不错，还能靠写文章与演讲吃饭。对那些人而言，长尾正是个标靶，因为他讲得太多了。2012年时，我一度成为众矢之的，尽管如此，我没有退却，继续做我该做的事。

就是说，您执笔的动力是为了反驳吗？

是的。成立于1976年的日本尊严死协会，最初其实被称为安乐死协会，当时还没尊严死这个说法，只好用安乐死这个字眼，结果因此引来误解。太田典礼是第一任理事长。太田发明了避孕器，主张优生，为此他直到今日都遭受误解。尊严死协会成立的1976年是个转折点，在此之前日本人多是在家里临终，战后在医院亡故的比重持续增加，到了1976年，终于超过了在家临终的比重。协会正好就是在那年成立的，当时在医院病故的人几乎都装上了人工呼吸器。

目睹终末期治疗患者的痛苦，太田医生想

让他们从痛苦中解放。当时日文中还没有"尊严死"这个词，我们协会直到1983年才改名为日本尊严死协会。

我现在是日本尊严死协会副理事长，如果在网络上查该协会的历史，太田的名字会与安乐死联结在一起。太田早就过世了，我根本没见过他。

就因为名称，我们被曲解，还不如改成"生前遗嘱协会"。我写了《平稳死的十个条件》这本书，为什么我不想把书名定为《尊严死的十个条件》？因为用尊严死会被误解，而且书会因此卖不出去，无法把我的想法传达出去。

善终守护师   ::

◎ 医生及护士都不信有平稳死这种事

原来日本曾因尊严死、安乐死的名称发生混战

我与石飞幸三医生一起做了一场演讲（推广平稳死），这也是我们两人第二次一起演讲，现在书写平稳死的只有我们两个人。

所谓的平稳死，其实与尊严死、自然死的意思差不多。中村仁一医生主张用自然死，但我认为平稳死较恰当，"平稳"这两个字更通俗易懂。

然而，不管我们如何祈愿，实际上人是无法平稳地死去的。每周二我在《日刊现代》上连载专栏"连医生也不明白的平稳死"，其实应该说成"医生最不相信平稳死"。现实中，医生及护士都不知道有平稳死这种事，他们基本上也不相信。

医护人员多数认为，平稳死是编造的美谈。

医生反而是平稳死的阻力。我在居家治疗的过程中，每周会有一两个人在家平稳死，家属很吃惊地说："我们没想到他可以如此平稳地离去！"有关平稳死我的书里写了很多，但医生同行几乎不读，他们可能连这本书都没听说过。

您的心情我了解。我在离岛从事了13年"不要医疗的死"，明白医生与一般民众对临终状况认知的隔阂

跟医生说平稳死，怎么说他们都不相信，反而是一般民众立刻知道我在说什么。

柴田女士不是医生，反而明白我要说的。我是医生，受过完整的训练，但完全得不到信任。

我想你也发现了吧，医生完全不相信的，正是平稳死的本质。最近常常在想，我好像是在"地心说"的时代里提倡"日心说"的哥白尼。对我而言，日心说是天经地义的事，但多数医生依然停留在地心说。

为了传递想法，写书是必要的。不走极端，半信半疑的人，我会留台阶给他们下。顺其自然的改变最好。

柴田女士想要说的话，跟我的看法是一样的，就是因为一样，一直传达不出去。

我真的想问为什么

没错，传达不了。柴田女士若简单地跟大家说"我会善终守护"，听到的人大约会想，来了个骗子。

像我，其实也没办法传达出去，他们认为我在说场面话，没有人相信。我讲理论，更没有人信。所以，只好用影像表达。

文字与影像，两者都是为了切实传达。像柴田女士的工作，如果有影像，就能表达得更充分了。我感受到自己的演讲效果有限，患者们替我传达，反而更有说服力，我的话没人要听。

往生的人已不能说话，临终者与家属们说的话有说服力，即使不用平稳死这几个字，他们在镜头前令人吃惊的平静、安稳的表情，接纳又满足的样子，再加上家属陈述事实，就充满说服力。

人可以平常平稳地离世，像我们这样的论调很难获得大家理解

某位风评极高的医院院长，前几天突然给我打了一个电话。

"长尾医生，您知道平稳死吗？真有这种事吗？"我写了那么多有关平稳死的书，竟然这位了不起的名医都不知道！

这位名医买了石飞医生的《平稳死的推荐》，说是要让自己的亲属们试试。住在养老院的亲属已进入终末期治疗，某日该名医去探望，跟养老院的医生讨论平稳死的可能性，得到回答是：

"我不知道你说的是什么。"

那位名医拜托医生照书上写的做，即使失败也无妨，结果临终者没有任何痛苦，留下美丽的躯壳，自然地走了。

名医问其他医生有没有听过平稳死，结果没一个听过，他大言不惭地说："我发现了平稳死！"听他这么说，我不禁回他："我诊所里的临终者都是平稳死呀！"他吃惊地问："是吗？你的诊所也在做平稳死？"他的话听起来像"拉面店怎么也卖咖喱饭"。

我想机会难得，便对这位名医院长说："您院里若有年轻医生想学习，我可以教他们平稳死。"我诚心盼望该院长也来参加平稳死的课程，如果能实现，多少可以改变日本的医疗现状。

◎ 临终守护是比肉体交融更深的相通

我刚才坐出租车来时，曾问司机认不认识长尾医生，他平淡地说不认识，我不死心地跟他说："很了不起的医生哦！有这么棒的医生在这里，尼崎市民有福气！"我刚刚为您宣传了

他们哪会认识我。来我们诊所看病的患者，也都不知道我在做什么，周围的人即使认识我，但若没认真地长时间交往，其实也不太知道我在做什么。

我并不是为了知名度，而是想让大家肯定我现在推动的平稳死是对的，这样我就心满意足了。

柴田女士的作为看起来在日本也不大被了解，我们要继续努力！

我不抱怨，也许这是上天给我的使命。柴田

女士是带着与我同样的使命来到这世上的吧。所以，我希望你继续努力，一个人可能做不了太多，联合一些同志，大家一起努力，这样路才会走得更长远。

我到60岁时，想挑战写情欲小说，哈哈。用个笔名写，要写当然就要超越渡边淳一的官能小说，写一部足以拍成电影的激情纯爱小说。其实，我最想写的主题是"生与性"，不是"死"，我想早一点投入这个人生主题呢！

我懂。其实，我也难以开口，核心就是这个。临终守护讲究一体感，这个性质与性是相通的，因为容易招来误解，我很少说，但我非常明白其中的含义

糟了，我们谈到"严肃"的主题了。是的，男女两性的肉体交融，与临终守护有相通的地方。把所有的一切交到你手上，这基本上就是一

种性。肌肤的抚触，心与心的交流，接着是坦露相见。人死的时候，最好是一丝不挂——你在做守护工作，大约跟我有同感。

性这种东西，应该更自由才好。然而，对日本人来说，性似乎非有一半色情的内容不可。不对，应该说像我这样好色的男人，我希望性有一半是色情的，另一半是充满自由的，性的两面性无法被简单表达出来。

感官的世界正是人性的象征，性的世界我们可以自由地描绘。为了达成另一半目标，我正在写艰深难懂的书，不仅想通过书来教化，还想争取将其上升为法律。

我只是觉得现在的医疗体制有问题，而且是整个体制都有问题。我希望日本的医疗制度对患者更友好，我还在依顺序著书立说。

◎　见死不救是正好相反的那一面

您为患者做事，却必须承受不可理喻的批评

我的日常生活其实超悲惨。尊称我叫医生先生，看似崇拜你，却在背后捅你一刀。好在活到这把年纪，很多事也吓不到我了，但我依然小心谨慎。从前，我对周围的人怀有戒心，现在好一点了。

我在日本全国演讲时，有读者抱着书跑来要我签名。出书时想会不会有人跑来骂我，但其实我从未收到读者的抗议之声。由此看来，这个世界正被一点一滴地改变。

令人高兴的是，现在医院确实在慢慢改进，当大家都觉得不对时，院方确实需要改进。感觉医院有问题的医生，一个接一个地站了出来。日本需要有人出来指出"国王没穿衣服"，若到处

有公民道出真相，日本的医疗体制就会实现完全
的改观。

柴田女士开创的善终守护师的工作，我曾在
报上看到。我个人也认为临终守护不需要医生，
临终者只需要有柴田久美子在场，就搞定啦！有
个温柔的居家照护师也行，医生在场反而麻烦！

谁在场都可以啊！呵呵，我说的不需要
医生是指，医生在这个时候可以休息，
获得解放

医生很难理解家里临终守护现场的实际情
况。我甚至曾花两个小时向医生同行说明，但他
们依然不了解。柴田女士，地方上的医生会用异
样眼光瞧你吧？哈哈。

他们会说，你又不是医生，人快死时跟他说
"我来守护你"，但就只是待在那人身边而已。陪
在身边不是每个人的自由吗？从前或许是由护工

陪着，也就只是这样而已。

说我见死不救吗？可能因为我曾经见死"不救"过，所以才能为人做善终守护。其实，我若真的"见死不救"的话，根本不会陪伴在亡者身旁

　　见死不救，这不正好是反面吗？听你这么一说，我也被人说过"杀人不偿命"，被人说过"见死不救"。

　　说人家见死不救，喊他人杀人不偿命的，才是污损了人性尊严的俗人。

　　柴田女士真是个奇人，能与我谈论这种奇怪话题的人，现在几乎没有了。我们从头到尾都直来直去，对吧？

不，不，我很平凡。谢谢您的努力！

◎　岩田千佳医生分享身心融合医疗

　　我是专攻身心医学的医生，由于工作的关系，与不少患者、同行成为朋友。在这当中，我常想健康是什么、幸福是什么、人为什么要活着。一路走来，不免对我们现代社会的医疗体系产生了疑问。

　　我经历了很多医疗现场，急切地想知道什么是生与死，想明白孤独的本质是什么，凡是已知的答案我都想搜寻到。我就这样一直追求解答，后来才发现全新的认知方式可补足现代医疗的缺失，说不定可形成新的医疗体系。

　　我在当研修医生时，遇到了一位高龄女性在大学附属医院过世，死因是糖尿病引起的并发症。当心电图降至水平时，我们开始做心肺复苏，一直没停下。当时我想，谁来决定什么时候可以停止心肺复苏，又根据什么来下判断呢？这个疑问就是我长期思索何谓医疗的原因之一。

有一次我担任一个高中女生的主治医生，她常写信给我，后来收不到信了，一问才知道，她因肾脏移植免疫抑制剂的副作用去世了。我常想，她是在什么样的心情下接受的移植？又用什么样的心情走完了她年轻的生命呢？

我自己也有过住院经历，出院后在家里疗养时，除了与家人说话外，与别人谈话的机会变得极少。同年龄层的朋友大家都忙着工作，跟他们联络只会给人添麻烦。生病时，几乎与世隔绝。那时我就想，这个时候要是有个人听我说说心里话，可能正是使我病情好转的贵人。

我开始想当一名"听话的医生"

由于亲身经历，我开始想当一名"听话的医生"。后来我转到老年专科医院工作，我在那里接触到的不仅有老年患者，还有一些已无法做积极治疗、进入保守治疗阶段的四五十岁的患者。这些患者多数终日一个人在病房里度过，这种在病痛中的孤独徒增了我的无力感。

我个人希望能达到"全人的医疗"，这个志愿让我转入心身内科工作。糖尿病高龄患者需采用饮食疗法，但要他们一个人在家自己做饭，基本上是有困难的。作为医生，在桌边为患者说明胰岛素指数，还不如陪患者一起做饭来得实际。

我的心身内科有很多年轻患者，他们当中有人割腕自伤，有人则有饮食障碍。这些心身患者的病因通常被认为是与母亲的关系不和谐，但也有不少人是遭受了父亲的性虐待。

在家庭崩坏的社会现状下，年轻病患反映了社会的病理。所谓灵魂的痛苦，不仅是死前发出来的心灵之痛，其实也包含渴望知道自己活着的意义。疾病与压力有密切的关系，倾听及诉说可减轻压力。已到了极限的家庭及社会若不改变，其实是无法对因社会压力而生病的人进行根治的。

心灵治疗是关键

其后，我把心灵治疗当作思索医疗议题的关键，甚至去走访了心灵治疗的最前线——安宁病房的发祥地英国。我在那里访问了临终医疗先驱西西里·桑德斯女士。见到桑德斯女士后，我学到安宁病房里最重要的是陪伴者应有的态度及表现。

从英国回来后，我找到了在安宁照护医院里当医生的工作。

T是一名美丽的50岁女性，她被医生诊断为乳腺癌末期，只有半年生命，为了缓解末期症状住进了安宁病房。当时，她的癌细胞已转移到骨骼、肝脏及肺部。为了减轻痛苦，让她服用麻醉性止痛剂，后来内服止不住痛苦，只能从她大腿根部静脉处插管，打点滴止痛。

T胸腔积水导致呼吸困难，有时需要将管子插入肋骨间的细缝，抽出积水。当积水被成功抽出后，她会露出笑容说"轻松多了"。她全身倦怠，全脸因类固醇副作用变得浮肿。

某日，T对我说："如果您觉得我已经可以到另一个世界了，您要先在我耳边通知我哦！"她用急促又浅小的呼吸，微弱地说出最后心愿。

几乎与宣告的时日相符，在圣诞树被点亮的时分，在众多亲友的守护下，她走完了人生。

她生命最后的美丽烙印在我心里。当生命到达终点时，我依照我们的约定，在她耳边细语："T女士，您可以放下了！"这时，T已无法说话，但我感觉与她合为一体，那时的空灵美好无法言喻。一会儿，她的心跳停止了，她努力活下去的美丽令人尊敬。

丧礼结束后，她的男友及妹妹来找我，送了我一支高级圆珠笔。他们说那是T生前选购的。

当时他们的表情爽朗袭人。接受死亡的 T，还有为她送行的家属，一起完成了美满的善终。可能是这样，为大家带来了春风。死亡带来了肉体上的变化，换了一种方式在世人心上留下更深刻的印记。

"孤独病"这个说法适用于多数现代疾病

在癌症安宁病房工作时，我经历了几位患者的死亡。有些患者及他们的家属，一直到死期临近，还一直在否定、拒绝死亡。其实，拒绝死亡的患者的家属们，反倒于患者死后抱着遗憾离开医院。

我常想，死亡到底是指什么？医生都可以开死亡证明书，但问他们什么是死亡，他们则要语塞了。

透过自己身体出状况的经验，以及与不同患者的交流，我发自内心地感到在接受药物治疗之前，心理健康才是第一位的。孤独最影响人的心理健康，心理健康与身体健康相连，为了治疗有效果，要把心灵保持在健康状态。"孤独病"这个说法适用于多数现代疾病，甚至可以套用在还没被诊断出疾病的许多现代人身上。

现代人普遍感到孤独，有人被称为抑郁症患者，也有人被称为"茧居族"。从某个角度来看，这些人只不过是起了一种"正常"反应。无论那是不是疾病，只要有一个人能与自己产生深深的共鸣，疾病即能获得好转的机会。身旁有个相知的人，其实是预防疾病的良方。

当医生之前，我也走过了各种心灵旅程，而这些历练都是为了让我了解孤独的本质。因孤独引发的压力导致疾病，一个人的苦恼得不到分担，会变得更孤独。

我想解除人的孤独。为什么人都耽溺于孤独中，孤独难道没有解除的办法？要从本质上探

　　　　　　　　善终守护师　::

讨孤独的原因，必须了解形成人际关系的社会体系，了解自己是谁，为什么活着，这样才能建构与他人之间的关系。若不这样，内心一直不安恐惧，活在当下谈何容易。

人是怎样的存在，为了什么而活着？活着与死去，到底是怎样的一个状态呢？生老病死的人生之苦，为什么会发生呢？

为了理解孤独的本质，还有死亡的深层含义，我无意间与崭新的认知方式邂逅了。人的大脑会有认知盲点，用新的认知方法加以解构，重新认知，会把我们的人际关系带向新起点。

医界共同努力，提供更好的临终照护

医生每天面对堆积如山的病历，连与患者慢慢谈话的时间都没有，但他们扛下了关乎病患生死的重责。当医生压力很大，我遇到了与我想法一致的医生，也得以与他们日夜摸索新的医疗方式。我如今相信，活在当下的自己拥有无限可能，同样也确信人类有无限可能。

现在我不仅跟同行，也与志同道合的朋友携手，期盼有朝一日我们的社会可以活在当下。读了柴田老师的书，包括我的文章的朋友们，希望我们也有相逢的机会。彼此由心灵深处互相肯定人类持有的尊严，如此就能构筑一个有尊严的社会。

谈到与柴田久美子老师的相逢，那真给了我很大的冲击。

"抱着你送行"这句话震撼了我的灵魂，因为这正是我一直在追求的——解除人对孤独及死亡的恐惧，"善终守护"一词一次满足了这两点。

凡被拥抱过的人，能安心地活着，也能安心地死去。柴田老师实践的善终守护，是相当高段位的守护方式，柴田方式的普及成了时代的任务。

善终守护师 ::

柴田老师目前从事的工作正是我追求的理想社会结构的基本元素，她的行动令人尊敬，柴田的实践对我而言是一种鼓励。

　　柴田老师追求的社会，也正是我追求的社会，但愿温暖社会早日实现。

生死相系相连

　　凝视大海、仰望高山，或为临终者做守护时，我总是会想起圣-埃克苏佩里在《小王子》里说的："重要的东西是眼睛看不到的。"

　　一生中最重要的人离世，我们的心因此空虚黯然。虽然再也不能相见了，但我们遥望星空时，思念的人的音容笑貌会再度浮现，深深抚慰我们的心，也会给我们活下去的力量。

　　活着的人，因亡者而得生；亡者，也因生者而继续存在。

　　"生与死"或者"死与生"，是相系相连的，因此，我们守护即将逝去的人，拥抱、抚慰他们到最后一刻，这是无比重要的一件事。我今后依然会学习春风般的温柔，继续从事善终守护师的工作。

有一次我演讲结束后，有位女性安静地举起手问：

"我父亲直到死前都拒绝用尿布，只好用简易的便盆，但每次抱他下床如厕真的很辛苦。那种辛苦的意义，听了演讲后，我有些明白了。父亲是希望我抱着他吧。父亲想把他的温暖留给我吧。我感觉父亲的温情还留在我手腕上呢！"

她眼里泛着泪光。

即将逝去的归人会展现出庄严及慈爱。在这条守护师之路上，我仍在修行、前进，我多么希望把临终刹那的光芒转交给其他人。感谢一直支持我的家人、支持"平安之家"的朋友，也感谢来引导、鼓励我的众多有缘人。

也要谢谢为了此书拨冗接受访问及邀稿的长

尾和宏医生、岩田千佳医生，他们的经验和心得让这本书更有价值，我由衷感谢他们。

但愿所有人到人生终了时，都能踏上幸福的归路。